"一个家庭里，不仅有孩子，还有男人、女人，偶尔也会有小动物和感冒。"

——奥格登·纳什（Ogden Nash）

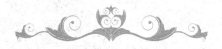

致梅拉妮·杰克逊（Melanie Jackson）

衷心感谢她 20 年来所给予我的友谊与良言

阿嚏！
普通感冒的非凡生活

Ah-Choo! The Uncommon Life of Your Common Cold

〔美〕詹妮弗·阿克曼 著

徐依含 游识猷 译

科学出版社

北 京

图字：01-2010-7649

图书在版编目（CIP）数据

阿嚏！普通感冒的非凡生活/（美）阿克曼（Ackerman, J.）著; 徐依含，游识猷译. —北京：科学出版社，2014.6

书名原文：Ah-Choo! The uncommon life of your common cold

ISBN 978-7-03-041088-7

Ⅰ.①阿…　Ⅱ.①阿…　②徐…　③游…　Ⅲ.①感冒（伤风）—防治　Ⅳ.①R511.6

中国版本图书馆CIP数据核字（2014）第129176号

责任编辑：侯俊琳　牛　玲／责任校对：钟　洋
责任印制：吴兆东／封面设计：无极书装
编辑部电话：010-64033934
E-mail：houjunlin@mail.sciencep.com

科 学 出 版 社 出版
北京东黄城根北街 16 号
邮政编码：100717
http://www.sciencep.com
北京厚诚则铭印刷科技有限公司印刷
科学出版社发行　各地新华书店经销

*

2014年8月第　一　版　　开本：720×1000　1/16
2025年3月第二次印刷　　印张：14 1/4
字数：250 000
定价：58.00元
（如有印装质量问题，我社负责调换）

目 录

感冒的真相

感冒，就像生活中许多关键时刻，如牛奶由甘甜变为酸臭，幼儿愉悦的情绪转成怒气。上一秒你还正常无比，或许只是喉咙深处隐隐作痒，没什么值得注意的。下一刻，你就浑身充血，心神不宁。你可知道被那种"难以承受的白日噩梦所降服是何滋味？不愿做任何事，无意当任何人；全然的死寂与厌恶；活力已然停滞；身处何地又有何异；麻木不仁，宛若一具行尸走肉；一个彻头彻尾的僵尸；一个沉默着对发生的事件无感者；一颗昏睡的心灵。你可曾得过一场重感冒？"①

对查尔斯·拉姆（Charles Lamb）泣诉的这个问题，我们绝大多数人都可以响亮地回答：得过。

瓦尔特·施艾拉（Wally Schirra）必定可以给出肯定回答。作为继"阿波罗1号"的发射坪火灾后首次载人的阿波罗7号的指挥官，1968年，在到达太空后，施艾拉经历了美国历史上最令人衰弱但也最闻名遐迩的

---

① 感冒是一种自愈性疾病，分普通感冒（common cold）和流行性感冒（flu）两种。普通感冒是由多种病毒引起的一种呼吸道常见病，而流行性感冒则是由流行性感冒病毒引起的一种急性呼吸道传染病。本书将普通感冒简称为感冒，将流行性感冒简称为流感。——译者注

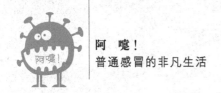

一场感冒。大约升空后 1 个小时，距离他发射前的最后一次体检仅仅 6 个小时，施艾拉经历了那些关键时刻之一，即感冒来袭。喉咙的轻微不适很快发展成阻塞与充血，外加一个在地球上的话会肆无忌惮清涕直流的鼻子。然而，在无重力的太空中，黏液只是逗留在他的鼻腔与鼻窦间；唯一的解脱办法就是强制擤鼻涕，而这一动作又会极大地冲击他的鼓膜。很快，和施艾拉同处舱内的同事们也一一染上了这种病毒，于是 3 个男人变得暴躁乖戾，心烦意乱，在太空里横冲直撞，几乎难以呼吸或听清别人讲话。施艾拉的女儿称那次航行为"十日感冒胶囊"。宇航员们最后全部安然返回了地球，但没有人再次翔入太空。施艾拉不久就出现在电视广告上，推销他们在航行时所用的解充血药，他举起一个航天头盔，然后问："试过在这玩意儿里擤鼻涕吗？"

那个决定性的转折点，也就是感冒病毒被获准进入并最终掌控身体的那一刻，我们每个人一生中差不多都会经历 200 次。也许你现在就正得着感冒，诅咒着那因喉炎引发的咳嗽，用擤过的纸巾塞满垃圾桶呢。这本书讲述的是一个如此常见的疾病，甚至连它的名字都反映出它的发病率。不过，当袭倒的是那些位高权重之人时，它也许会得到一个自以为是的绰号——"执行官流感"（executive flu）。为何我们要在意这个琐碎的小疾病呢？当然，一场感冒顶多称得上一个小麻烦，但假如你花点时间计算一番，看看正常人的一生究竟要忍受几番这个貌不惊人的小病毒的折磨，你会悚然发现，那是加起来相当于 5 年的鼻塞、咳嗽、头疼、咽喉痛，还有将近一整年卧病在床的时间。你不觉得该略微了解一下这个无情的常客，或者对这个不健康的闯入者燃起一点好奇心吗？

粗粗一看，感冒有许多与常识相悖之处，例如它的名字。感冒或许普通，但它依然是个小黑洞般的疾患，我们对它误解重重。再说，尽管我们会在它前面加上特指的定冠词，但引起它的并非单一病原，而是一大群不同的病原。还有，为何说"受寒"（cold）呢？是因为我们感冒时感觉身上寒冷吗？还是因为它往往发生在寒冷的季节？虽然感冒的确多发于较阴冷的季节，但它与低温的关联却至多可说是微乎其微。然而，在许多语言中，指代这个小病的词语却始终离不开寒冷之名——意大利语中的 raffreddore（源自拉丁语的 frigidus），葡萄牙语中的 resfriado，德语中的 erkältung——全是着了凉或者受了寒的意思。

为何感冒如此普遍？对治疗方法漫长而无果的追寻，使一个感冒研究中心成了英式幽默嘲弄的对象。一幅漫画绘着如下景象，在位于英国索尔兹伯里市的感冒研究所（Common Cold Unit）的实验室中，一位资深科学家把手臂搭在身边的一名年轻科学家身上，说："我懂，我懂的！这门分支科学已毫无魅力可言，年轻人哪——但至少它是个铁饭碗！"我们连脊髓灰质炎病毒这样的致命病毒都征服得了，为什么世上却偏偏没有能彻底对抗区区感冒的疫苗或疗法呢？

为何有的感冒像老鼠，胆怯又恼人；有的却如拉姆的恶龙，一次就将我们拽入长达数日的悲惨灾恙之中？为何有些人对感冒的抵抗力完美得令人抓狂，另一群人则似乎一见人打喷嚏就要染病？

话说回来，到底什么是感冒？你真的能"击退一场感冒"吗？什么药物真的奏效，哪些秘方则只是骗局？

科学家有充分的理由称这个时代为感冒的黄金时代。一方面，可憎的感冒流行一如往昔——或许可说更甚。美国的孩子一年患感冒多达 12 次，成年人则会患 2～4 次（作为一个成年人，你感冒的频率往往取决

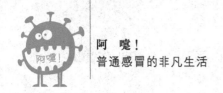
于你是否常接触孩子,他们常被称为"感冒病毒的主要仓库")。现代社会似乎已为感冒病毒在鼻子间迁居创造了一个理想的环境。另一方面,全球化,加上大部分工作向室内转移,意味着我们与他人分享的空间与物品前所未有地多。办公室、健身房以及其他公共空间中,大批人群肩并肩地工作游乐,让这些场合成为了病毒的交换之所。托儿所与小学中,孩子们分享着分泌物,也让这些地方成了感冒滋生的沼泽。"除了第一次世界大战的战壕以外,就属幼儿托管中心最能让病菌迅速传染。"科罗拉多大学丹佛医学院的儿科副主任哈利·罗特伯特(Harley Rotbart)医师如是写道。

同时这也是一个认知的黄金时代。我们在过去 10 年间所了解到的一切已经彻底颠覆了我们从前对感冒的认识——它们是何物,对我们的身体做了什么,如何抑制它们,那样做又是否明智。与癌症、心脏病、糖尿病和肥胖这些更为可怕的威胁相比,攻克普通感冒这一医疗任务看上去优先等级似乎不高。毕竟,感冒可从没害死过人(果真如此吗?),为何医学研究仍在这样一个半吊子疾病上浪费时间?开始写作本书时,我的编辑问:"我是不是得专程跑到威尔士才能见着一个真正靠谱的感冒专家?"这个编辑曾委托专人撰写一本有关治愈秃头的书籍,那本书最后篇幅极短,因为作者发现比起那些亟待治疗的严重疾病,任何称职的医学研究者都不会把自己的时间花费在拯救脱发上。

但感冒的情形不同。自我的住所沿路南下,可抵达美国弗吉尼亚大学医学中心,那儿有一整个部门靠谱的感冒研究者,正忙于从感冒患者鼻子中采集感冒病毒,再将带着病毒的分泌物涂抹在电话、电灯开关、电脑键盘和冰箱上。他们把感冒病毒直接送入志愿者的鼻孔内;他们观察医师与医学生挖鼻孔的习惯；他们从儿科医师办公室中的玩具箱里发掘出毛绒玩具，从家中和旅馆中拿到电视遥控器，检测其上有无感冒病毒的存在，并一一试验那些用以消灭它们的鼻腔喷雾剂、涂剂与清洁用品。

他们为何如此投入？

全部的美国人每年要患多达 10 亿次的感冒，在感冒药物上的花费亦是以数十亿计。一窥普通美国家庭的药柜，会发现里面存放着多达 8 种不同的感冒药，可见鼻塞、咳嗽确实是一个大问题。得感冒或许常见，但治疗感冒绝不便宜。在美国，每年感冒造就了上亿次的就医，带来超过 150 万人次的急诊室之旅，以及数以亿计的工作缺勤，给美国带来约 600 亿美元的经济负担。在儿童中，罹患感冒的人次比其他所有儿童疾患加起来还多。感冒还要为 1.89 亿次缺课负责。此外，感冒还会加剧其他疾病，甚至能直接导致死亡——事实证明，有些类型的感冒几乎必定会导致死亡。最后，我们从感冒病毒上弄清楚的东西——如何预防并制止其蔓延——也许有望帮助控制流感。

探索感冒这块肥沃的绿地也让科学给我们带来了一些惊喜。比如，没有两次感冒是相同的。而且，你不必"孱弱体衰"即可被感染。弗吉尼亚大学医学院的名誉教授小杰克•格沃特尼（Jack Gwaltney Jr.）可说是全世界最棒的感冒专家之一，他曾说过："关于感冒最大的误区，就是称易感性是免疫系统削弱后的结果。"假如你非常渴望镇住感冒，"提高"免疫力或许是你最不应做的事情。而最令人意想不到的是，假如你想诅咒那把感冒病毒高效地从某人传给了你亲爱女儿的托儿所，且慢开

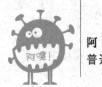

口。她那通红的鼻头说不准是"乌云背后也有幸福线"[1]呢。假如我们真能把感冒病毒全部赶尽杀绝，说不准会发觉自己挺想念它们的——在诸多方面。

→ 注　释 ←

关于瓦尔特·施艾拉的太空之旅的描述来自瓦尔特·施艾拉纪念网站：www.wallyschirra. com 及 http://history.nasa.gov/SP-368/s2ch1.htm.

一个人一生中得感冒的次数来自：S Kirchberger, "Modulation of the immune system by human rhinoviruses," *Int Arch Allergy Immunol* 142: 1–10 (2007).

关于感冒研究员的工作的那副漫画可在这里找到：Tyrrell and Fielder (2002), p. 60[2].

哈利·罗特伯特那句话引自 Rotbart (2008), p. 43.

感冒造成的经济损失的量化结果来自：A. Mark Fendrick et al., "The economic burden of non-influenza-related viral respiratory tract infection inthe United States," *Arch Intern Med* 163; 487–494 (2003) 及 Gregory A. Poland and Michael A. Barry, "Common cold, uncommon variation," *NewEngl J Med* 360: 21 (2009).

缺席数据来自：P. F. Adamset al., "Current estimates from the National Health Interview Survey," *Vital Health Statistics* 10, No. 200: 59, 66(1999).

---

① "乌云背后也有幸福线"源自美国谚语 silver linings, 比喻再坏的事情也总有好的一面。——译者注
② 详见后文参考书目，下同。——译者注

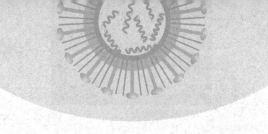

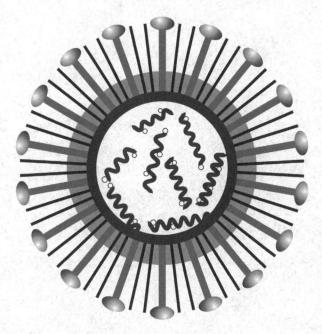

第一章

追 求 感 冒

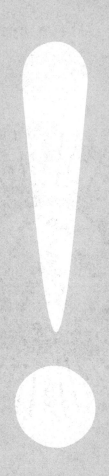

在10月的一个周一，不顾朋友的忠告，我开始追求感冒。5周后的周五，即11月13日，栖身于一家三星级酒店的七楼，我向病毒敞开鼻子，等着它来袭。

那时正值猪流感流行高峰。我的同事、朋友和家人，都一个个地屈服于H1N1，陷入发热的悲惨境地。在几个星期来小心翼翼地避开吸鼻子的人群之后，我居然开始招引感染，主动请缨参与弗吉尼亚大学的一个感冒研究。按计划，我们会在一个周五下午入住一家当地旅馆，接受一剂注入鼻内的普通感冒病毒株，然后整个周末就呆坐着，等待感冒症状出现。

我的家人认为我是一时冲动。我的计划还引得我那严肃的姐姐写了一张欢乐的字条："你了解我们的家庭。它会直抵你胸中。"一位朋友将我的周末称为"在鼻病毒节日中嬉游"。"下巴抬高！"他说，"这样你的鼻涕不会滴下来。"另一位朋友的观点则更加悲观："我会一直为你祈祷的，因感

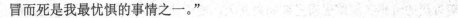
冒而死是我最忧惧的事情之一。"

因感冒而死？

盼望疾病，知道几天内自己就将被病毒的闪电击中，即使是轻微的疾病，也是件怪异的事。就像等待着一场暴风雪或飓风的大驾光临，心底存在着一种危机感，必须在自己身体不适之前，在只想裹在浴袍中啜饮一杯热茶之前，把事情都处理好。什么样的人会参与这种类型的周末娱乐？就我所知，大多是年轻的男学生。

研究人员已经在 726 室设起了办事处。奇怪的是，大堂却不见"欢迎病毒研究试验对象！"这样的标识。但当我抵达第七层时，男生与他们的背包已经在大厅里排好了队，全都为了免费的一日三餐、一张干净的床，以及 600 美元的报酬而来追求感冒。我环顾四周，想寻找一个我早先在这项研究的甄试会中遇见的年轻男人，他是个大块头的家伙，有着纹身以及浓重的鼻音。那场甄试会于周一上午 9 时举行。护士问这个人是否患了感冒，他回答说没有，他没得感冒；他只是"自凌晨 3 点半开始，一整个寒冷的早晨都在室外玩儿"。

哦，玩什么游戏？

"设置捕捉动物的陷阱。"

奇人颇有几个。当我们正在研究护士那里签到时，我问排在前面的中年女士，她的家人是不是觉得她是疯了才来参与这项研究的。"哦，不，"她欢乐地说，"事实上，我把我 18 岁的女儿也带来了。"——就是与护士一起坐在我们右手边的那位黑发美人，她正在等常规妊娠试验的结果。"这样就可以消磨掉圣诞节了。我丈夫原本也要来的。可惜他在学生健康部门工作，这就产生了某种利益冲突。"几年前，为了给女儿一个最棒的甜蜜的 16 岁生日派对，她也曾参与过一个类似研究。

在这类自愿受试者的帮助下，研究者们得以探索某种疾病的机制并试用各种药方。就在我们家以北的一家旅馆里，类似的试验造就了抗流感药物瑞乐沙（Relenza）与达菲（Tamiflu）。参与流感研究的回报确实丰厚，得

着讨厌的流感在旅馆房间里被隔离 9 天，便可让你净赚 1750 美元。这样的机会最近吸引了一对夫妇先后参与。妻子先来一场流感（此时丈夫负责照看他们家的 3 个男孩），随后丈夫也同样照办。如此——与感冒共舞 18 个日夜——整个家庭便可以享受一个 3500 美元的假期。

这笔钱来之不易。先是来自流感本身的猛烈打击，随后又得在酒店房间被单独隔离。即使一切完美，在一个房间里待上 9 天也是漫长的时光，况且环境并非总是怡人。有一次，雷电击中了酒店，电力供应中断了整整 3 天。没有照明，没有电视，没法煮咖啡。酒店的工作人员不得不从位于地下室的厨房爬上五层楼梯，给 80 名受试者带去食物。饭菜谈不上"准点出现"，更谈不上"热气腾腾"。为了找点乐子，年轻点的受试者只能靠省下自己餐点里附带的水果，在厅里用它当保龄球玩。

还有一次，电梯里的火灾警情迫使整个酒店紧急疏散。研究参与者们脚穿拖鞋，身披睡衣，面戴口罩，站在冰冷的停车场周围，引得酒店的其他客人对他们瞪目而视。

相较之下，我们逗留的那 3 天可算是轻易度过。然而，它依然有种怪异的超现实感，仿若一个假日、医院和监狱的混合体。在这三天中，我们不得以任何理由离开酒店（除非我们退出研究并放弃报酬），这使得隔壁间年轻的汤姆·杰克逊（Tom Jackson）在他的门边抱怨："我觉得我好像身处电影《闪灵》（*The Shining*）[①]中。"我们甚至不可游荡到楼层尽头，也就是酒店常客住的地方（通常会有大幅折扣的那种）。还有，当然，我们必须日夜不停地忍受一系列冗长的鼻腔检查、鼻腔冲洗，以及鼻腔喷剂。

这项研究正在测试的是一种新的鼻腔喷剂，它是新近治疗感冒的闪亮希望之一。人体自身免疫系统有一种用以杀灭微生物的化合物，这种喷剂含有其人工合成版。它被设计成鼻腔喷剂这种给药形式，以便能在病毒对鼻子下黑手之前将其杀灭。但它对细菌和真菌也有效果，且已成功用于结

①《闪灵》是一部美国经典电影，由斯蒂芬·金编剧。——编者注

膜炎和脓疱病的治疗。这项试验被小心设计成所谓"随机分配的有安慰剂对照的双盲试验"。我们中随机挑选的一半人被喷的是含有活性成分的真正喷剂，另一半人被喷的则是盐水安慰剂。没有人知道自己是被分入试验组还是对照组，就连执行试验的科学家也茫然无知——因此被称为"双盲"。我暗暗希望掷出的骰子能将我分入对照组；我不确定我是否想要自己的鼻子被喷入那种可以兼治脚趾真菌的药物。

当我们在各自的房间里安顿好之后，本次试验的首席研究者，身着白大褂、手戴蓝手套的比吉特·温特（Birgit Winther）过来"感染"我们了。温特是弗吉尼亚大学耳鼻喉科（英文首字母缩写为 ENT）的副教授，她是一名感冒研究领域的开拓者。不久前，她和她的同事欧文·亨德利（Owen Hendley）披露了一则令人深感扫兴的新闻：那些结账离去的客人们留在酒店房间里的东西可不止小费而已。他们所做的那个如今已广为人知的酒店研究显示，感冒客人们所携带的病毒小飞沫会附着在酒店房间里各处的表面。即使那个不停吸鼻子的客人离开已久，那些病菌依然会在那流连不去。

温特让我躺在酒店的床上，头伸出床沿外，她往我每个鼻孔里各喷了两次含有病毒的盐水悬浮液。她告诉我说，其实这与滴鼻疫苗没什么不同。两者以同样的方式生产，均经过全套安全防护措施，唯一不同在于我这个包含活体病毒，它是一种常见的试验性感冒病毒株。接种病毒的理想方式是将病毒直接滴入鼻腔，同理，这也是接种疫苗的好方式：鼻腔为身体的免疫反应提供了一条最为直接的线路。"鼻子生来就是为了收集外界出现的病毒样本以警告免疫系统的。"温特解释道。

至少有 200 种不同的病毒能引起感冒。那株现正通过我鼻腔的试验性病毒——它被亲切地称为 T39——隶属人丁最兴旺的鼻病毒类[1]，40% 的感冒都是由它们引起的。感冒病毒至少有五大类：微小核糖核酸病毒（包括鼻病毒）、腺病毒、冠状病毒、副流感病毒及流感病毒。没错，最后那类的确

①原文用的是 family，应译作"界门纲目科属种"的科。但鼻病毒又不是"科"这一等级，而是"属"这一级的分类。所以此处 family 译作"类"。——译者注

就是流感病毒，约有 15% 的感冒由流感病毒引发。在我打算有意从朋友那里染上感冒以便能参与另一个感冒研究的时候，这点让我迟疑不定——万一她染上的病毒比单纯的鼻病毒严重得多怎么办？病毒类型如此繁多，你可以染上一个又一个新品种而不必担心它们花样耗尽——现实正是如此。你遇上一个特定的病毒株后，身体会启动合适的免疫应答，尽职地生产针对该病毒的抗体，以便下次再遇上同一株病毒就能迅速把它拿下。即便如此，你依然会被剩下的其他几百种流通的病毒株感染。能引起感冒的是数量如此庞大的一群病毒株，因此感冒疫苗至今难以诞生。

随着温特把冰冷的病毒溶液注入我的鼻孔，我想象着那些微小的生物即刻开始工作。一旦病毒降落到鼻腔黏膜表面，鼻子事实上便已毫无防护。只要体内没有抗体，几乎所有以这种直接的方式接触到感冒病毒的人都会被感染。而没有任何受试者有抗体。我们早前接受过此病毒株的抗体测试，结果是缺乏——这意味着我们的身体此前从未接触过它。

但奇怪之处在于：尽管我们全组受试者都被感染，且我们中无一人对这种病毒具有免疫力，但只有 75% 的人会真的染上感冒。另外 25% 的人，虽然病毒同样在鼻子里成长，但却基本上能安然无恙，毫无症状——不管接受治疗与否。这就是已知的所谓"无症状感染"。为何有些人即使被感染，也能免受症状折磨（但依旧会产生抗体），其他人却不得不忍受苦不堪言的感冒症状的全面夹击？这看上去毫无道理，也成为感冒研究中的一大谜团。"我们真的不知道这是为什么，"温特说，"但它可能是解决感冒问题的关键——我们为何会感染以及如何避免感染。""对感冒，我们有太多事情依然一无所知，"温特后来评论道，"作为一个母亲，我想我们理应知道更多。"

只需很少量的鼻病毒——少至单单一个病毒颗粒——便足以令你被感染。但为了确保万无一失，温特提供的盐水溶液中含有 100 个病毒颗粒。这些实验性小坏蛋一路搭乘顺风车通行。通常情况下，鼻病毒必须得偷偷潜入鼻腔，一般是借着一根肮脏的手指挖鼻或揉眼的机会。而正是温特与她的团队发现，感冒病毒可以顺着泪管从眼睛下行至鼻腔。在那儿，它们会遇上鼻腔中厚重黏稠的黏液，许多病毒与外来颗粒在进入肺部前会被这些黏液困住。无可避免地，有些病毒依然逃过了这黏滞的屏障，抵达了喉咙后部那个肥大的淋巴腺体——腺样增殖体（咽扁桃体）。

奇怪的是，鼻子本身为病毒的迁移提供了协助。鼻腔内的细胞纤毛会有力地向同一方向摆动，以推动覆盖其上的黏液。在扫描电子显微镜下，那些纤毛看起来像极了长绒地毯。通常，纤毛充当了鼻子里的主妇角色，清扫灰尘、花粉以及其他微粒，让这些颗粒顺喉咙而下，最终被吞入胃里，被胃酸摧毁。但这些纤毛对病毒而言就像自动传送的人行道，带着它向鼻子深处前进。

在 10 ～ 15 分钟内，鼻病毒就被安置到了鼻咽部，那个部位被 19 世纪的医生威廉·奥斯勒（William Osler）爵士称为喉咙的"垃圾场"。那里，在腺样增殖体的软组织内（被恰如其分地描述为"隐窝"），那些微小的侵略者接近比它们大上千倍的体细胞，仿佛乘着小艇的海盗靠近一艘巨型油轮。他们靠着欺诈的方式登船，假装成与实际不符的其他身份（如海岸巡防队或普通游客）。感冒病毒进化出一种专门用以与目标宿主细胞对接的装置：它们的表面有着凹槽一般的小沟，能与体细胞表面的受体（被称为 ICAM-1 受体）完美契合。这种结合十分紧密，就像锁与钥匙。

病毒颗粒一对接成功，即刻开始煽动叛乱。被骗的体细胞误以为它们是有用之物，于是欣然接纳了病毒。一旦病毒像海盗一样登堂入室，它们便接管了控制权。也就是说，除非你足够幸运，此前曾遇到过这个病毒株并早已拥有针对它的抗体。在这种情况下，抗体会结合到病毒颗粒表面，阻碍病毒与你的体细胞对接，从而使病毒失效。不然的话，病毒会溜进胶状的细胞中，释放出它的小段遗传物质——核糖核酸（RNA）。RNA 会劫持你自身细胞的细胞器，用它制造出数以百计的病毒复本。最终，你的体细胞自身开始崩溃，而新鲜病毒颗粒从母体中释放而出，开始感染周围细胞。

感染的这一阶段，开始发生喉咙沙哑疼痛，这往往预兆着一场感冒。那种不舒服的感觉，就像穿上一条腰围太紧的裤子，又如暖日中一件让皮

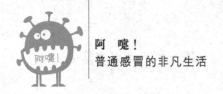

肤隐隐作痒的羊毛衣。

"从一个感冒病毒进入你的鼻子开始，它需要 8 ～ 12 个小时来完成其生殖周期，并让新的感冒病毒释放进鼻腔分泌物里。"说这话的罗恩·特纳（Ron Turner）是个感冒专家，也是温特在弗吉尼亚大学的同事。而那段时间就是众所周知的潜伏期。

你不得不佩服，一个如此微小又如此简单的东西竟可以如此精巧。"鼻病毒感染不但极为高效，而且发展十分迅速。"特纳说。单个病毒颗粒进入你的鼻子不过才 24 个小时，砰！受感染的细胞已被迫制造出数以百万计的新病毒，然后这些新病毒再去感染其他健康细胞。打喷嚏、流鼻涕这些苦头往往在感染 12 个小时内开始发作，但通常在 48 ～ 72 个小时前后达到高峰。

在酒店，护士每天来敲我们的门三次，以观察我们身上出现的症状：看有没有发热、打喷嚏、流鼻涕、鼻塞、喉咙痛或喉咙沙哑、咳嗽、头痛、发热、发寒或其他莫名不适。我们坐在酒店房间门口的椅子上，就像收容所中无人领养的宠物。从周遭的喋喋不休听来，人们对于那如今正在我们鼻子中茁壮兴旺的小病菌，显然存在着不少误解。它们并非像有些男孩所认为的那样是细菌，而是病毒。这就是抗生素对感冒没用的原因。无用，枉然啊！抗生素是通过妨碍细菌构建其自身的细胞壁来杀菌的，而病毒并非细胞，也没有细胞壁，因此抗生素对它们毫无影响。这也是那些抗菌肥皂、洗发水和乳液对感冒病毒无效的原因。不管促销宣传了什么，这些产品都在保护你、你的朋友或家人免得感冒这件事上无能为力。

在开始的 12 个小时，我们中大多数人仍无症状。仔细想的话，我确实觉得有种迟缓的不舒服感。但那也可能是我们在昨天夜深时分还有今早 6 点半的时候进行了鼻腔喷雾的缘故。

第二天一大早，我在我的病友间进行了一次非正式的调查，听取了一系列轻重不一的怨言。感冒通常不会导致成人发热，但一些受试者告诉我，他们早晨登记的是一个 37℃ 的"正常"晨起体温。事实上，这作为晨起体温并不正常。体温在一日间的波动幅度最高可达 1.1℃。早上体温最低，通常为 36.1℃左右，到了晚间则可升高到 37.2℃。因此在早上 6 点半，37℃实际上可被认定为低烧。

受试者们心中认定的最糟的感冒症状是什么？有些人不能忍受感冒初期时会干扰吞咽的先兆性喉咙疼痛——每次我们喉咙开闭时都能收到它尖锐的提醒。其他人则厌恶鼻塞与流鼻涕，因其不但阻塞了我们原本畅通无阻的鼻孔，更破坏了呼吸与品尝食物的怡人乐趣。许多人则害怕那让人难以入眠、随时爆发而出的咳嗽。

这就是为何感冒如此恼人又叫人分心——它让那些我们通常能够幸福地毫无知觉的身体基本功能，突然一跃成为不快而难以忽视的存在。

身体让血液流向喉咙后部的被感染细胞，释放出会令周围组织内的血管肿胀的化学物质，其结果就是，在你尝试吞咽唾液时喉咙会变得疼痛又沙哑。肿胀会压迫喉咙内的神经末梢，但你又不得不做出这种动作，否则就会被自己的唾沫呛着。为了不让你以为我们是唯一受此折磨的物种，我要告诉你如下事实：一项新近研究表明，芝加哥菲尔德博物馆（Field Museum）内那只绰号叫"苏"的七吨重的霸王龙，事实上死于喉咙痛。科学家猜测，一种也会感染鸽子的寄生虫让恐龙吞咽困难，最后导致其饥饿而死。因此，我们是有着很壮观的同伴的。

感冒很少会导致持久的喉咙疼痛。但感冒的疼痛也不同于锤子击中拇指后那短暂剧烈的疼痛。这可真不走运，因为它意味着对喉咙疼痛而言，我们无法求助于科学告诉我们的一种易得又方便的"止痛药"，那种更适用于炉子烫伤或是脚趾骨折之类的急性疼痛的妙方就是——咒骂。2009 年，英国基尔大学（Keele University）心理学院的一项研究发现，将你内心的怒气发泄出来①事实上可缓和疼痛。看起来，咒骂可以同时引发情绪和身体的反应，综合起来会加快心率，减轻疼痛。唉，可惜在治疗肿胀紧张的喉咙痛上，咒骂的效果远不如治疗突然的、像是锤子敲拇指的那种急性疼痛。唯一可

---

① 原文 channeling your sailors out 直译为"导出你内心的水手"，因为水手常常用粗俗的语言辱骂，因此引申为发泄怒气。——译者注

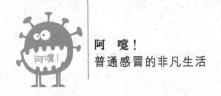
真正减轻喉咙痛的是一种更为麻烦但没那么冒犯的疗法——盐水漱口（这点稍后详谈）。

再来说说鼻塞。鼻子的工作其实就是让空气变得适宜你的肺部呼吸，这可并非一件轻松的任务。流入鼻子的空气并非像小溪一样直直地流淌进来，其回旋与逆流进来的方式比机翼下的气流或涌入心脏的血流还要复杂。同时鼻子还要给空气加温、过滤和加湿。难怪当感冒来袭时，我们会如此难受。至于我们的嘴，充当空调还远不够熟练。再加上 75% 的味道实际上是气味，嗅觉被抹去时，味觉也失去了半壁江山——这也是感冒最骇人听闻的罪过之一，至少在我的书中是如此（在查尔斯·拉姆的书中也是如此。"我吸入窒息，"感冒缠身的可怜拉姆写道，"我连牛肉与羊肉都分不清。"）。

但是，不要把鼻塞怪到黏液上，问题出在更根本的地方。

或者说，出在身体的构造上。

鼻子由里到外，皆带有一种罗马贵族风——它的内部是两个宽大的"空气走廊"，中间被隔膜的薄壁分开。这两条走廊通往四个分别位于你的眼睛上方、后方以及下方的鼻窦。位于鼻腔侧壁上的海绵状隔板被称作鼻甲，能帮助捕获进入鼻内的小颗粒。它们也能给空气加温、加湿，如此一来，空气抵达肺部时便已经温暖，而且湿度接近饱和。

与人们的预期不同，感冒期间那令你的呼吸为之一窒的憋闷堵塞感，并非是鼻中黏液太多的结果，而是由鼻甲中肿胀的血管造成的。和身体中的其他可勃起组织一样，鼻甲这个结构就以这种方式充血。它们通常有节奏地交替循环肿胀——先是一侧，再换一侧——这样，总有一侧鼻腔进气量略少于另一侧。目前尚不明晰它们为何如此，或许是这样的节律可以让一侧鼻腔担负起作为空调的责任，同时另一侧鼻腔能得以休息。感冒倾向于增大这种节律的不均衡性，让一侧鼻腔完全关闭，于是呼吸成了一件吃力的事。尽管有强烈的冲动，想要大大地喷个鼻息来强行驱逐鼻中黏液，我们还是应该尽量抵制这种诱惑。再怎样擤鼻涕，你鼻子的堵塞也依旧如故。而你大概不会想要把你的鼻甲给喷出来，即使你能办得到。

虽然此刻我的感冒同胞中还没出现咳嗽这一症状，但是几天之内，咳嗽就会成为这个疾病大厅中许多人的灾星。先是短促的吸气，随后就是膈膜不由自主推射出的喷嚏。声门——咽后部喉头区域的盖状结构——突然张开，来自肺部的一股狂暴气流以超过每秒 80 英尺①的速度释出。咳嗽是保护喉咙和胸腔气道的一种反射。它能帮助逐出任何让喉头与气管（通向你肺部的导管）觉得瘙痒的异物。它的声响取决于受刺激的部位。举例而言，那种像海豹发出的哮吼声，就是由受刺激的喉头发出的。

逐出异物当然是个好主意。但当你患上感冒，身体制造出的化合物可能会持续使得喉或气管的神经末梢隐隐作痒，让它们误以为有东西在那儿——幻影异物——需要驱逐。正如奥格登·纳什（Ogden Nash）曾经写道的那样，咳嗽于是变得"就像移动楼梯又再出现一级台阶，总会有下一次咳嗽等在那里"。

到了第三天，和大约一半的研究参与者一样，我已有了绝大多数早期的常见症状。而我那严厉的姐姐预测对了——那可诅咒的病毒终将给我带来挥之不去的咳嗽。这个用科学的方法引发的感冒本应温和轻微，但对我来说，结果却是大病一场，差不多花了 10 天，我才终于克服了残留的恼人咳嗽。

要么是这个鼻腔喷剂新产品相当不怎么样，要么是我和我那些同病相怜的感冒患者分到的是盐水安慰剂。我猜真相是后一种。温特曾目睹许多药物来了又去，而她对这个新产品却真的很乐观。她喜欢这个药的原因是，设想中，它起作用的方式和身体自身化合物抵抗病毒的方式一模一样——而且是在感染过程中相当早的时期便生效。温特认为它可以用于感冒的预防，当孩子带着症状回到家，这个药可以阻止感冒在家庭里蔓延。但我们仍需时日来观察这个喷剂是否真正有效。即使这项研究结果是肯定的，也还需要规模更大的其他研究来再度确认。科学家们会迅速指出，"发现"并非由单一的研究得出。那只是起点罢了。

周一清早，每个人都收拾好行装，坐在酒店房间的门口，等着解散。

---

① 英尺为长度单位，相当于 12 英寸或 30.48 厘米。——译者注

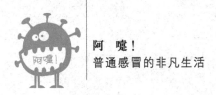
我们都深知，自己即将带着比来时多了一点微生物的行囊返家。感冒在症状出现后的 2～4 天内传染性最强，因为此时此刻，我们全是四处活动的"伤寒玛丽"①。在我们离开后，研究人员必须用酒精（乙醇）和漂白剂擦洗我们的酒店房间，以杀死我们留在水龙头、电视遥控器、电灯开关和电话上的微生物。

他们倒不会把我们擦洗一番，但他们要求我们洗手。

当我得知我们都被邀请在大堂吃完自助早餐再离开时，我在心里记下以后不要来这家酒店吃早、午餐。结果显示，工作人员在这事上依旧行事谨慎，我们被分配去一个单独的早餐室。但我依然想知道：这些男孩们——或者我们中的任何一个人——洗手洗得有多彻底？我们的果酱刀以及那个装甜面包卷的篮子上是否会附着一些残留的小小 T39 病毒，这些病毒传给女侍应的概率又有多高？

通常来说，一个人究竟是如何染上感冒的？

> → **注　释** ←

比吉特·温特关于感冒病毒可从泪腺进入体内的研究发表于：B. Winther et al., "Sites of rhinovirus recovery after point inoculation of the upper airway, *J Am Med Assoc* 256: 1763–1767 (1986).

关于感冒症状起源和身体对其响应的完整描述请参见：Eccles (2007); Kirchberger (2007); J. M. Gwaltney et al., "Symptom severity patterns in experimental common colds and their usefulness in timing onset of illness in natural colds," *Clin Infect Dis* 36: 714–723 (2003); D. E. Pappas et al., "Symptom profile of common colds in school-aged children," *Ped Infect Dis* 27(1): 8–11 (2008); 还有网站 www.commoncold.org。另参见：D. F. Proctor and I. B. Andersen, *The Nose* (Amsterdam: Elsevier Biomedical Press, 1982), pp. 203–204; R. Eccles, "A role for the nasal cycle in respiratory defence," *Eur Respir J* 9:371–376 (1996); J. M. Gwaltney et al., "Nose blowing propels nasal fluid into the paranasal sinuses," *Clin Infect Dis* 30: 387–391 (2000).

---

① 伤寒玛丽（Typhoid Mary）本名玛丽·梅伦（Mary Mallon，1869－1938），爱尔兰人，1883 年独自移民至美国，是美国第一位被发现的伤寒健康带原者。玛丽是一个厨师，并因此造成 53 人感染、3 人死亡，但她坚决否认这项事实，也拒绝停止下厨，因此两度遭公共卫生的主管机关隔离，最后于隔离期间去世。——译者注

关于咳嗽的生理学描述请参见：J. G. Widdicombe, "Neurophysiology of the cough reflex," *Eur Respir J* 8: 1193–1202 (1995); M.R. Pratter, "Cough and the common cold," *Chest* 129: 72S–74S (2006).

将恐龙苏的死与喉咙痛联系起来的研究是：E.D.S. Wolff et al., "Common avian infection plagued the tyrant dinosaurs," *PLoS ONE* 4(9): e7288 (2009).

咒骂对于疼痛的影响可见于：Richard Stephens et al., "Swearing as a response to pain," *NeuroReport* 20(12): 1056–1060 (2009).

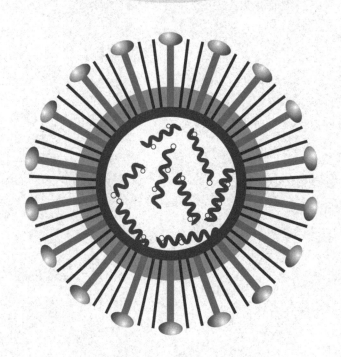

第二章

感 冒 来 了 !

传送带空空如也，人满为患的杂货店里竟有一个收银窗口离奇地没人排队，这本该为感冒流行发出信号灯。可是，直到我把所有的东西都摆到传送带上，我才留意到收银员磨破了的红鼻子。时值圣诞节前夕，我忙乱不堪。我本想把所有的货物都装回手推车，然后扭头便走。可是已经来不及了，收银员正给牛奶和奶酪扫码。她看起来苦不堪言，一边缓慢地扫过我的有机洋葱、土豆和辣椒，一边每隔十来秒钟就大声擤一次鼻涕。不过，她的症状看起来并无大碍，直到只剩几样东西了，她突然耸起鼻子，吸了口气，略微转过身，然后打了个惊天动地的喷嚏。一波飞沫喷射而出，一小部分喷到了她的袖子上，但大部分都喷到了我堆得高高的购物袋上。她停了一下，抽出了一张纸巾，用力将鼻子埋进纸巾里擤鼻涕，发出的声音之大让我不由得为她的鼻窦捏了把汗。值得赞许的是，在伸手够我的西兰花前，她确实花了一秒钟用消毒液涂了涂手。不过，一分钟后，她就抢起手背来擦鼻子了，然后提起我的环保袋，并递给了柜台后的我。我想，被她塞进袋子里的，恐怕还有一大堆额外的鼻病毒吧！

我该担心吗？我将巧取豪夺的感冒连同西兰花一齐带回家的风险有多大呢？到底是那一波喷嚏的杀伤力大，还是擦了鼻子的手触碰到我袋子的威胁大呢？

在现实世界中，你是怎么得上感冒的呢？

从表面上看，得感冒似乎并不那么容易。匪夷所思但又千真万确的是，感冒的传播似乎有点勉为其难，至少跟肺结核或流感这样的病相比是如此。在早期的感冒研究中，英国的感冒研究所所长克里斯托弗·安德鲁斯（Christopher Andrewes）先生发现，感冒绝少在两人间传播，甚至对生活在同一屋檐下的人来说也是如此。事实上，如果一位室友感冒了，另一位被传染的概率只有 1/5。安德鲁斯对于感冒的传播方式抱有浓厚的兴趣，但感冒病毒明摆着不情愿从一个病患的鼻子里跳入另一个人的鼻中，这让他摸索感冒传播路径的努力连连挫败。安德鲁斯猜想，也许参加他的试验的志愿者已经对试验用的感冒病毒有抵御力了。那么，何不试着在一群被隔离的人之中传播感冒呢？我们已经知道，像长期旅行的北极探险家这种"隐士"类型的人，回归时极易得感冒，他们简直是一重新回归到人类文明社会中就立即染上感冒。因此，1950 年，安德鲁斯在苏格兰北岸一个被陡峭的悬崖所环绕的小岛，即伊琳南罗恩岛（Eilean nan Ròn，又名锡尔岛，Island of Seals）上组建了自己的荒岛实验室。他派出了一支由 12 名志愿者组成的队伍，去那里过 10 周完全与世隔离的生活，然后让这些孤立无援的岛民遭受 6 名刚刚得感冒的人的感染。结果令人大失所望。安德鲁斯描述道："让我们既震惊又沮丧的是，我们的 12 名岛民中，竟无一人得感冒。"

10 年后，小杰克·格沃特尼和他在美国弗吉尼亚大学的同事们在弗吉尼亚州夏洛茨维尔的农场保险公司做了历时 15 年的研究，终于为这个问题揭晓了答案。该小组追踪了各个类型的感冒病毒在 500 名雇员身上的传播情况，发现病毒通常并不在同一地点工作的雇员间传播，只有长时间、亲

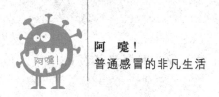

密的接触才会使人受传染。雇员更容易在家中被传染，因为他们与家人近距离相处，与生病的孩子相依偎，与家人分享从冰箱门把手到浴巾等东西。"这项研究还引出了另一发现，即由于孩子暴露于学校的环境中，因而他们常常是家里最先得由鼻病毒所致的感冒的人，"格沃特尼说，"生病的孩子再将感冒传染给其他家庭成员。"

这一论点在 20 世纪 70 ～ 80 年代被美国威斯康星大学医学院的一位教授和一名严谨的扑克学生进一步证实。艾略特·C. 迪克（Elliot C. Dick）召集了各路人马，一半是健康人，另一半是严重的感冒患者，让他们一起置身于不同的环境中：打牌并大声聊天好几个小时；在寝室里共同生活 36 个小时；互相给对方一个缠绵的吻。在共同起居和接吻的组里，只有 8% ～ 9% 的健康人得了感冒。打牌的组里则无一人得感冒。迪克的其他研究表明，即便是在朝夕相处的夫妻之间，也只有 30% ～ 40% 的可能性会相互传染感冒。

尽管如此，感冒病毒在人群间还是得以有效转移，使成人每年至少得两次感冒，儿童则多达十几次。那么，它们是怎么做到的呢？

* * *

感冒病毒感染灵长类动物部落的历史可能已达数百万年。随着时间的推移，它们已经学会了如何利用我们的弱点和好奇心的几个诀窍。

病毒传播的种子，自然就是感冒患者鼻腔分泌物中包裹着的病毒粒子。人们得感冒时，他们鼻腔流出的黏液里包含着几百万个病毒粒子，尤其是刚得感冒的前三天，传染性最强。但是，病毒从一个患者传播到另一个患者的路径是什么呢？

迪克发现，鼻病毒绝少通过嘴部进入我们体内。实际上，研究已婚夫妇时，在从喷嚏鼻涕不止的夫妇那里收集的 17 份唾液样本里，有半数以上都检测不出任何鼻病毒。擦拭感冒患者湿润的嘴唇后，30 份样本里只有 4 份检出了病毒，而且数量极少。再者，让得感冒的志愿者吻未得感冒的志愿者整整一分半钟后，16 次试验中只出现了一例交叉感染。据估计，如果以唾液为传播方式，那么成功引起传染所需的鼻病毒量是其他传播路径所需的 8000 倍以上。因此，对鼻病毒而言，接吻或共用饮品其实并没有多大风险。不过，需要注意的是，诸如腺病毒和流感病毒这样其他类型的感冒病毒可能会存在于唾液中，所以你也不能在接吻上掉以轻心。

对大多数感冒病毒而言，鼻子和眼睛是首要的入侵门户。但达到这些门户最主要的路径是什么，一直以来都备受争议，这也是自弗吉尼亚旅馆研究到威斯康星大学麦迪逊宿舍研究的研究议题。

一派学说提出，感冒病毒通过咳嗽和打喷嚏这些空气传播的手段进入人体门户。它们要么是通过较大的液滴迅速散播于空气中，要么是藏在可能被未知受害者吸入的小小的、雾化的微生物粒子"液滴核"中。空气传播是流感病毒的主要传播路径。没有多少生物能靠空气传播，但这类生物能借空气迅速扩散。"拿肺结核病毒来说吧，"格沃特尼说，"许多疫情是由一个简单的普通传染源引起的，比如说驱逐舰上靠近通风系统的一名水手，或者校车上的一名儿童。"

感冒传播的另一学派认为，大多数感冒病毒，尤其是鼻病毒，是借着更为艰难的路径来传播的，比如说通过手与物体表面的接触。

这个问题可不容小觑。掌握感冒传播的常见模式对于制订干预方案至关重要。到底是用手部护理液和物体表面的消毒擦纸好呢，还是用空气消毒喷雾和消毒灯好？了解流感传播模式，对于阻止大规模的流感暴发也有重要意义。

针对这个问题，詹姆斯·拉夫洛克（James Lovelock）设计出了一个无人能及的巧妙手法。拉夫洛克以提出盖亚生态假说①而享誉学界，他总是以出人意料的发明与发现来革新我们看待世界的角度。这个手持的电子捕获检测器设备正是由拉夫洛克发明的，它能检测出微量的农药和其他有害化

---

① 盖亚假说（Gaia Hypothesis）是由詹姆斯·拉夫洛克在 1972 年提出的，是指地球的生物圈由其内能影响并决定物化情况的相互连接作用的系统组成，地球由此适合生命持续地生存与发展。——译者注

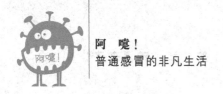
学物质。雷切尔·卡逊（Rachel Carson）《寂静的春天》一书中的数据，及大气内不断积累的能破坏臭氧层的氟氯烃气体的曝光，靠的都是这一设备。

第二次世界大战的胶着期，出于对防空洞有可能导致流行病的恐惧，英格兰的感冒研究所聘请了拉夫洛克来研究呼吸道疾病是如何传播的。一个明显的传播途径是打喷嚏。（说起感冒传染，未加防护的喷嚏被视为"卫生性犯罪"，一本早期流行的卫生学教科书如是写道。书中还说："也许过不了多久，它真的会成为社会学和法学的过犯，乱吐痰也一样。"）毕竟，打喷嚏和咳嗽能喷溅出速度高达每秒 150 英尺的飞沫，并喷溅到 10 英尺开外。早期的高速摄影技术照出了由一个喷嚏所喷射而出的雨雾状的细微颗粒图，全英国上下都贴满了由这张照片复制而来的海报，一旁还写着"疾病传播之路，咳嗽喷嚏起步"。

但是，它们真能传播感冒吗？

为了验证喷嚏理论，感冒研究所富有创造力的团队利用一个密闭的松木衣橱进行了一项实验。他们在衣柜中放了一把椅子，并把一个志愿者塞进了这一狭小的空间。随后，他们用一个装满了感冒病毒悬浮液的喷雾罐朝着被试脸部的方向喷射了一剂人造喷嚏。在接下来的 5 天里，被试者果不其然得了感冒。

虽然如此，拉夫洛克对感冒是否主要由喷嚏飞沫在空气中传播仍抱有疑虑。他怀疑传播路径应该跟人更相关才对。为了探索这个论断是否正确，他七拼八凑出了一个让人刮目相看的替代流涕设备：一个黏附在工作人员鼻子上的装置。工作时，将涕液储存在固定于工作人员前额的一个小小蓄水池中，拉夫洛克的这个装置使其流出的速率跟一个感冒相当严重时的鼻腔分泌黏液的速率相当。黏液中含有一种荧光染剂。该装置一边运转，实验室成员一边花几个小时与其他人交谈、打桥牌及一起吃饭。他在必要时可从背后的口袋里掏出手帕擦鼻子，其他行为则一切正常。关上灯时，安德鲁斯说，一个"紫外线灯揭晓了可怖的真相"。大部分荧光剂都粘在手帕上，这点毋庸置疑，不过人造鼻腔分泌物也"几乎粘遍了所有的地方——从

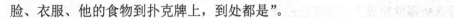

脸、衣服、他的食物到扑克牌上，到处都是"。

对拉夫洛克而言，显而易见的是，感冒病毒至少可以轻易地辗转于手部和其他物体之间（他最津津乐道的是这项研究的一个关键成效，那就是大众从原先使用湿漉漉的棉布手帕转变为用纸巾，而棉布手帕曾被他称为是"一个微生物寻找新家的强有力的后援"）。

在病毒被发现之前，人们就已认识到无生命的物体可作为传染的被动载体，这是因为人们追查到天花的暴发是源于一个运载进口棉花的集装箱。这些病原传播站点有时被称为污染物（fomite），该词源自拉丁文，本意为"引火石"或"火绒"。污染物可能是一杯咖啡、电脑键盘、扑克筹码、门把手、电梯按钮或自助提款机——几乎任何小的无生命的物体都能夹带病原体。用行话来说，像桌面这样广义的可传播病原体的表面被称为"环境表面"。污染物和环境表面被污染是因其被抹上人体分泌物或液体，被脏手接触，或通过谈话、打喷嚏或咳嗽而沾染到携带病菌的飞沫。感冒病毒无法在表面增殖，它们需要人体细胞器才能繁殖。不过，它们在无生命的物体和表面上能在相当长的时间内保持传染性，一旦从表面转移到鼻腔，就能引发感染。

第一个有关手部和手指在感冒传播过程中作用的确凿证据是偶然发现的。当时，小杰克·格沃特尼正在研究受感染和未受感染的被试鼻腔内膜的形态。他注意到，由于一个受污染的鼻窥器（一个用于扩大鼻子开口以检测鼻通道的器具）的缘故，一名未受感染的被试无意间受到了感染。对格沃特尼而言，这次通过鼻窥器所致的感染，表明了通过人群中常见的多种亲密活动使病毒被直接引入鼻中的几种可能情况。

当然，格沃特尼和其他人马上就意识到，患感冒的人的手上常常携带有感冒病毒（很可能是擤鼻涕或擦鼻涕的结果），并能将其传递到其他人的手中，就算手与手之间的接触非常短暂。格沃特尼的同事欧文·亨德利证明，鼻病毒能在肌肤表面存活，并至少在 2 个小时内能感染其他人。它们积极地从感冒患者的手上转移到潜在的受害者手上，即便触碰时间短到只有 10 秒钟。所以当一个感冒的人与别人握手后，那人接触了自己的鼻子或眼睛，

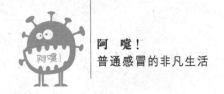

那么病毒就完成了一次快乐的飞跃。

最近的一项问卷调查显示，每 10 位美国人中就有一位承认曾用手擦完鼻子后跟别人握手或伸向门把手。

这类研究至少说服了一位政客不再行握手礼。不久前，康涅狄格州南伯利市（Southbury）的一位市政委员马克·库伯（Mark Cooper）公开宣称，他将不再与选民们握手。如果有人向他伸出"爪子"的话，他会礼貌地回绝，并递给他们一本关于病菌传播的小册子。

如果鼻子是感冒传播中的罪魁祸首，那么双手——种满了病毒的指尖——就是最恰如其分的帮凶。所以传播链就是：手到手（或手到表面再到手）然后再到鼻子。

但人们该不会老用手碰他们的鼻子吧！

根据拉夫洛克在伦敦地铁对乘客现场观察的结果，他们的确经常这么做。而且，经常挖鼻孔的可不止是普通群众。马克·尼卡斯（Mark Nicas）是美国加利福尼亚大学伯克利分校公共卫生学院的一名教授，他最近摄录了 10 名学生单独在办公室里工作 3 小时的录像。他发现，他们用手碰眼睛、鼻子和嘴唇的次数平均下来 1 个小时有 16 次，其中有 5 次是抠鼻孔。有 3 名被试在 3 个小时内拨弄鼻子和挖鼻孔的次数接近 30 次。我很欣喜地得知居然有专门的术语来描述习惯性抠鼻孔这一行为，叫抠鼻癖（rhinotillexomania），由 rhinos（鼻子）、tillesthai（拉出）和 exo（出来）这几个词根组成。

就连从事卫生保健的工作人员也不能幸免。在医学院露天剧场的一次长达 1 个小时的巡回演讲中，欧文·亨德利和他弗吉尼亚大学的同事们在暗中观察了医生和其他医护人员的举动，他们发现有 1/3 的人揉了眼睛，另有 1/3 的人在监测期间至少挖了一次鼻孔。这支团队还观察了参加主日学校的人，他们报告称，主日学校的人挖鼻孔没有露天剧场里的人那么频繁（我没胡编乱造）。

挖鼻孔这个话题值得停下来好好探讨一下，这对很多家长来说都是个敏感的话题，因为他们对孩子的这一行为深感苦恼（也许对他们自己也一样）。直到最近，科学界才开始认真地探究这一问题。2001 年，来自印度班加罗尔的国家心理研究所（National Institute of Mental Health）的两名研究员，试图填补世界学术界关于一般人群抠鼻行为的文献空白。他们研究了来自 4 所城市学校的 200 名青少年，发现样本中几乎所有人都承认每天差不多要挖 4 次鼻孔。有 34 名学生认为自己有严重的抠鼻问题。这两个科学家对这个问题的钻研使他们赢得了医学类的搞笑诺贝尔奖（Ig Nobel Award in Medicine），就是那个"开始逗你笑，然后让你思考"的奖项（同年其他获奖者的研究主题包括"坠落的椰子引发的伤害"、"一个关于浴帘为何总往里飞的不完全解决方案"，还有一项气密型内衣的发明，它内含可更换的活性炭滤网并能除去空气异味）。该研究的结论是："抠鼻孔这一行为可能还需经流行病学或疾病分类学更为严密的研究考证。"

的确如此。

大部分抠鼻孔行为似乎皆因人们感到鼻子里有什么不对劲而起。有过敏反应的孩子比别人更容易有这种感觉，因为他们的鼻液在黏液状和结痂状之间循环往复。过于频繁地抠鼻子可能是焦虑症、自闭症或亚斯伯格症①的征兆。但绝大多数情况下，这个习惯并无大碍。

实际上，格沃特尼说抠鼻子甚至是有用的。鼻前庭（即鼻孔附近）堆积的分泌物并不会被扫入所谓的黏膜纤毛扶梯，无法被安全地转移到可被吞咽的喉咙后端。"它就待在那儿，"格沃特尼说，"所以大自然如此设计鼻子，也许是为了让你能轻松地抠去这部分没法儿被清理的物质。"

不论是何种情况，让父母感到宽慰的是，年幼的孩童通常到了学龄期就会自动改掉这一习惯。专家建议，可以用餐巾纸来替代手指或用绷带包裹住手指，或者干脆就不要让小手闲下来。稍大的孩子可能会文雅地幽你

---

① 亚斯伯格症的名称来自奥地利维也纳的精神病专家汉斯·亚斯伯格（Hans Asperger）。它是一种神经发展障碍，属于自闭症范畴。其病症包括人际关系的障碍、对其他人心理的推测能力较差等。——译者注

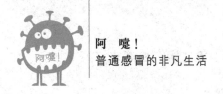
一默："等你走到桥（引申为摸鼻梁）上时跟我招招手。"最重要的是，不要把这个问题想得太严重，说不定这一行为会自行消失呢。

病毒以空气为传播媒介这一理论的拥护者，也花了大量篇幅来兜售自己的理论（或者说反驳对手的理论）。空气传播的热切支持者艾略特·迪克曾设计了一个似乎令人信服而又怪诞的实验，以排除触摸和污染物这两个因素在感冒传播中的作用。迪克的研究小组要求被试们在一个圆桌上打了整整 12 个小时的扑克牌，其中有 24 人是感冒病毒携带者，有 36 人是可被感染的健康人。健康人之中，有一半人的手被套在了支架上，这样他们虽然能打牌，但却不能用手碰自己的脸；另一半人则戴上了直径为 3 英尺的塑料项圈（基本就是那种伊丽莎白女王式的，套在狗狗脖子上用来防止它们舔舐伤口的项圈），这样虽然他们的手能自由活动，但却够不着眼睛和鼻子。即便有这些限制，病毒依然为非作歹，感染了 1/2 ～ 2/3 的健康人。迪克认为，这个结果表明，实验中的病毒必然是通过空气传播的，因为自体接种是不可能的。

但这个研究组并未就此打住。接下来，他们又新邀请了 12 名健康的志愿者一边打扑克，一边手握薯条、扑克牌和铅笔这些着实黏附有感冒患者污秽分泌物的东西。按照指示，被试们每用这些被污染的道具玩上 1 个小时，就换上一批新污染的扑克道具，期间他们需要每隔 15 分钟用手摸一次鼻子，每次要大幅度地揉搓鼻子和眼结膜。打了 12 个小时的扑克后，扑克牌已"藏污纳垢"、"潮湿不已"，但被试手上没有任何感冒病毒，而且没有一人得了感冒。这个结果表明，鼻病毒不大可能靠接触污物而传播。

为了量化其可能性到底有多小，迪克后来有条不紊地记录了鼻病毒是如何沿着手→污物→手→手（作为鼻子的替代物）这条接触链逐步消失的。"虽然病毒携带者的手上最初也许有几千个传染粒子，可污物上却只黏附了非常少量的粒子，"迪克写道，"当潜在的被传染者的手碰到鼻子时，粒子的数量几乎降为零。"

"这些早期的研究让我们认为感冒病毒无法在物体表面存活，它的传播必须依赖于手到手或者由手及眼或鼻的直接传染。"比吉特·温特说。但现在不一样了。有了新的、更加敏感的病毒检测技术后，温特和其他研究员已发现，病毒可在多种不同表面上存活相当长的时间。的确，她已将研究感冒病毒如何靠手和物体表面传播作为自己的事业。像拉夫洛克一样，她深深怀疑打喷嚏和呼吸是感冒的传播途径。

几乎没什么证据支持咳嗽和喷嚏所产生的气溶胶可扩散感染，温特说，"你想打喷嚏时，会感到鼻子里痒痒的，随后气流被高压喷射而出，其中还夹杂着来自上腭的分泌物，注意，是上腭而非鼻子"。由于唾液仅含少量或根本不含感冒病毒，所以喷嚏所产生的雾化唾液不太可能传播感染。事实上，调查员在一间住着重度感冒志愿者的房间里给空气采了样，尽管他们采集了房间内 82% 的空气样本，但并未检测出任何病毒。此外，当志愿者直接向一个专门为病毒检测而设计的表面咳嗽或者打喷嚏时，25 次喷嚏中，只有 2 次检测到了感冒病毒。

当温特还是个学生，在哥本哈根的一个实验室做为期 6 周的感冒实验时，她开始确信感冒并不会轻易地通过空气传播。"我们 4 个人在一间小屋里工作，"她回忆道，"我们有 60 个被试，他们都因不同病毒的感染而患上了十分严重的感冒。他们还没踏进房门，我们就能听到大厅里擤鼻涕的声响，随后他们跟我们在这小屋里一块儿待了很久。真可怕。整间房里都是湿乎乎的黏液，恶心极了。"与志愿者工作时，她和她的同事都很谨慎，尽量不碰他们的脸。"虽然如此，我估计我们所有人最后还是都会得感冒，"她说，"让我们意外的是，一个人也没得。这在当时看来简直太不可思议了。但现在我们明白，只有十分近距离的接触才会造成气溶胶传染，更多的时候，我们是因为手才感染到病毒的。"

为了确证感冒经由手传播这个理论，小杰克·格沃特尼和他的团队着手用碘酊给母亲的手部消毒，以切断病毒在自然环境下由手到鼻的这条传播路径。已知含碘溶剂能有效地保持手部无菌状态达 4 个小时。格沃特尼研究了 50 个家庭。半数家庭中，母亲在家庭成员得感冒时都会定时用碘酊给

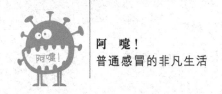
她们的手消毒。对照组的母亲消毒所用的则是含棕色食用色素的溶剂。格沃特尼说，碘酊能使感冒发病率降低 40%～50%，且能让鼻病毒感染率降低 90%（不幸的是，碘这种元素的染色属性使其难以成为实用的手部消毒剂）。

自那时起，温特和她的同事们发现，鼻病毒和其他病原体很善于通过如拉夫洛克的扑克牌和晚餐餐具这样的物体及其表面辗转来到新寄主的身上。没错，病毒所栖息的表面干燥后，活性可恢复的病毒的数量会骤降 90% 左右，不管怎样，病毒毕竟是一种依附寄主生存的专性寄生物。然而，存留下来的病毒可存活的时间之久令人惊讶。而众所周知，只需一枚病毒粒子即可促成感染。20 世纪 80 年代早期，小杰克·格沃特尼和欧文·亨德利发现，接触过受鼻病毒污染的咖啡杯托或其他物体的人中，半数以上都得了感冒。另一项利用噬菌体（感染细菌的病毒）作为标记物的研究发现，病毒从一个接种了病毒的门把手上连续被转移给了 14 个触碰该把手的人，随之又通过握手被传给了其他 6 个人。

"病毒通过接触物体表面而传播的速度可能并不快，"亨德利说，"但效率却很高。可能因为鼻病毒覆盖了如此多种不同的表面，所以这成为了它们传播过程中的重要一环。"

温特、亨德利及其同事正继续探索病毒在不同情况下从鼻子到表面再到指尖的传播路径。他们指出，如果病毒留在了宾馆电灯的开关上，而有人恰好在一个小时或一天后进来按了那个开关，那么他就会染上病毒。而如果医生办公室里的玩具被得感冒的小孩触碰过，那么接下来碰到它的小孩就有可能连带"乖病人"的贴纸同病毒一起带回家。

空气传播理论方面也有了新进展。最近一项小规模研究表明，单单呼吸也许就能产生携带病毒的气溶胶。澳大利亚的研究员邀请了 9 名有感冒症状的人佩戴特制的能遮住口鼻的面罩，并叫他们大声朗读 20 分钟，安静地呼吸 20 分钟，再咳嗽 20 次。最终 6 名病患的面罩中检出了鼻病毒，其中 3 名是在呼吸过程中检出的。但有批评人士指出，病毒污染究竟是由气溶胶造成的还是由近距离接触面罩造成的尚不明确，而且也没有后续研究来验明这条路径是否会引发传染。

尽管对感冒病毒传播路径的研究已有 70 余年，感冒病毒究竟是借什么途径来给人们造成痛苦的依然备受争议。空气传播和人与人之间的传播毫无疑问发挥了关键作用。"这可能取决于你是受哪种病毒的感染，"罗恩·特纳说，"比如说，由流感病毒造成的感冒可能是经由含小粒子的气溶胶传播的。鼻病毒感染也可经由空气传播，但必须要长时间、近距离地暴露于病毒之下才可以。对于大多数感冒而言，直接接触可能是首要原因。"

* * *

感冒是如何传染的就说到这里为止。那么，感冒又是在哪里传播的呢？

不久前，亚利桑那大学的微生物学家查尔斯·格伯（Charles Gerba）试图找出各种病原体感染风险最高的公共场所。格伯是一个对潜藏于我们生活中的病菌着迷的人。他是一名环境微生物学教授，在过去的 20 多年里全力关注日常生活中的病毒和细菌。他曾发明了一种被他称为"便桶成像仪"（commodograph）的仪器，可用于测量抽水马桶每次冲水时所喷溅出的液滴气溶胶。他在一项调研中在洗衣机中检出了大肠杆菌，其中就包括他自家的洗衣机，于是他便着手加入漂白剂让洗衣机空载运转，给这台机器"漱口"。

2005 年，格伯和他的团队报告称，他们排查了美国 4 座城市中 1000 多个公共设施表面，包括购物中心、托儿所、办公室、机场、电影院、餐馆和其他公共场所，为的是寻找可携带病原体的生化标记物，如血液、唾液、粪便、尿液、痰液等。他们发现，儿童游乐场设施和托儿所内的公共表面污染程度最重，这结果虽不意外，却让人沮丧。格伯的小组成员用一种隐形荧光树脂人为污染表面后，发现接触过这些表面的人中有 86% 都携带上了示踪剂。而有 80% 的人几小时后将示踪剂转移到了个人物品上，或将其带回了家。病毒滋生最严重的是儿童游乐场设施和公交车的栏杆及扶手，随后是购物

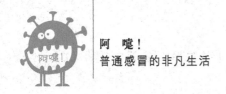
车把手、椅子扶手、自动贩卖机按钮及自动扶梯扶手。

格伯和其他研究员在感冒病毒行踪的研究上花了更多心思，他们奔走于宾馆、医生办公室、儿童保健设施和住家之间，想探明病毒的下落。那么，感冒病毒的避难所有哪些呢？

医生办公室

如果你有小孩，你大可不必怀疑，儿童候诊室里的玩具几乎肯定滋生着感冒病毒。弗吉尼亚大学的黛安·帕帕斯（Diane Pappas）博士和她的团队使用 DNA 取样法，检测了弗吉尼亚州费尔法克斯市（Fairfax）儿科医生办公室内三个地方的玩具：一间患病儿童候诊室，一间健康儿童的候诊室，还有一大袋用来奖励看完医生后的小患者的崭新玩具。健康儿童候诊室内的玩具有 17% 受污染，病儿候诊室内则有 20% 的玩具带有病毒。那装着新玩具的"奖品"袋最糟糕，其内有 30% 的玩具携带有病毒残余物。帕帕斯说，更要紧的是，按照办公室的指南，用消毒剂清洗玩具后，病毒残余物仅从 40% 降到了 26%。

健身房

儿童游乐场设施是最易滋生细菌的表面。但能让感冒病毒搭便车的可不止攀爬架和秋千。研究人员给夏威夷一个军事社区内的两间健身房做病原体检测时，他们发现手能触及的表面中有 63% 存有病毒（主要是鼻病毒）。污染尤为严重的是杠铃、哑铃、杠铃片以及自行车和爬梯器的把手。

电梯和其他公共交通工具

格伯针对四个城市的研究表明，公交车栏杆和座椅扶手是除游乐场设施外的第二大污染重地。至于电梯嘛，我有个朋友在曼哈顿一幢办公楼的第 17 层工作。每天早上她都不乘电梯，而是爬楼梯去办公室。她很清楚爬楼梯对健康的益处，但这种运动可不是她渴望的。她也并非因幽闭恐惧症才选择爬楼梯。相反，她认为电梯是感冒病毒最直截了当的传播路径。她的想法或许有道理。有些专家怀疑 SARS 疫情蔓延始于一位中国教授，他受病毒感染后身体不适，于是在中国香港京华国际酒店第 9 层的 911 房间里待了一晚。因为按了电梯按钮，他可能在不知不觉间把这一疾病传给了其他宾客。所有染上 SARS 的人要么住在第 9 层要么跟那层有联系，他们也许都触碰了第 9 层的电梯按钮。在接下来的几天里，这 16 位宾客将病毒传播到了世界各地，共计 30 个国家。

银行及任何你跟钱打交道的地方

瑞士的科学家最近证实，病毒可在纸钞（当然包括美元）上存活达 2 周之久。研究小组在纸钞上滴了流感病毒和人类鼻涕的混合物，将其搁置在室温环境下经历不同时长，然后检测病毒存活情况。他们发现，干燥环境中的病毒能保持活性 3 天，而与人类鼻涕混合的病毒则能存活 2 周以上。黏附在纸钞上的病毒传染性的强弱，取决于病毒粒子数量的多少，以及纸钞的潮湿程度是否足以保持病毒不因干燥而失活。而因接触钞票而感染的概率也许跟你接触的形式有关——是单单接触呢，还是有更为亲密的举动。比如说，如果人们将毒品置于纸钞上吸入的话，就给病毒提供了一个进入呼吸道的快速通道。流感病毒在表面上存活的时间往往比大多数感冒病毒长，聊以慰藉的是，用这种方式吸入感冒病毒的概率可能会比吸入流感病毒的概率稍低些。

办公室

虽然大多数感冒是在家而非在办公室被传染的，但仍需谨慎对待工作场合所有可能的传播路径。

不久前，波士顿的一组科学家出于对办公室内污浊空气与感冒发病率

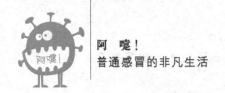
间关系的好奇，决定调查那些通风不畅的写字楼内呼吸道疾病的发病率。海湾战争期间做的研究已表明，住在配备空调的营房内的部队，其感冒发病率要远高于住在帐篷里的部队。该波士顿小组测试了 3 处写字楼内通风不良之处的空气滤网，并收集了患感冒员工的鼻涕样本。他们在 32% 的滤网样本中发现了靠空气传播的呼吸道病毒。这支小组还发现，一份空气样本中检出的鼻病毒，与一份从一名住在写字楼里的感冒患者鼻腔黏液样本中检出的病毒基因高度匹配。科学家们猜测，这种特定鼻病毒要么是这名感冒的办公文员呼出的，要么是办公楼里传播链条中的一环。好消息是，滤网至少滤掉了一部分病毒；坏消息是，病毒首先是从那里发现的。

查尔斯·格伯 2002 年使用荧光树脂示踪剂所做的办公室表面研究表明，病原体在办公室内的大体存在情况堪忧。示踪剂从办公室卫生间内的水龙头和出口处的门把手上，一路辗转到了雇员的手、脸、电话还有头发上；从一个公用电话转移到了笔、门把手、键盘和饮料杯上；还从复印机按钮转移到了文件、电脑和更多人的手和脸上。格伯还发现，一张办公桌（这被他戏称为病菌们的 "奢侈的笔记本电脑"）上平均每平方英寸有近 20 000 个 "病毒同事"，这是马桶圈上病菌数量的 400 倍。电脑键盘和传真机上的 "回车" 和 "发送" 键同样也是病菌总部。女士办公室虽然通常看起来更整洁，但她们办公室里滋生的细菌数量却几乎是男士办公室的 3 倍（原因之一是女性在办公室里吃的往往是健康、可生物降解的食物）。不过，男士钱包的带菌量却是女性的 4 倍。跟病菌打交道最多的职业是教师、会计、银行家、电台 DJ、医生、电视制片人、咨询顾问、公关人士和律师。

至于工作场所的病毒，格伯在 5 座城市内协作了一项关于办公室的研究，以检测是否存在人类甲型副流感病毒，它是导致感冒和其他呼吸道感染的常见病毒。他从纽约市、亚特兰大市、芝加哥市、图森市和旧金山市的办公室、小隔间和会议室里收集了 300 多份样本。被病毒所充斥的是那些常被触及的区域：桌面（47%）、鼠标（46%）及电话（45%）。图森市受病毒污染的程度最轻，而纽约市有半数以上受检表面的病毒检测结果为阳性，是受污

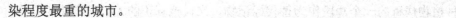

染程度最重的城市。

关键的一点是，被感染的办公人员能在任何他们触及的东西上留下微生物踪迹。格伯说，一个感冒患者能让室内 30% 的表面带上病毒。

托儿所和学校

"过去我们会让小孩在室外玩上大半天，而如今我们却将他们局限在狭小的空间里，"比吉特·温特说，"而这正是传播病毒的绝佳条件。"虽然许多得感冒的孩子都跟学校请假待在家中（平均每个学龄儿童一年要请 11 天的感冒病假），但很多孩子依旧会搭乘校车上学。每逢夏末秋初学校开学期间，感冒就开始大肆流行，这一点现在已是常识了。"在学生返校差不多 17天后，我们观察到呼吸道疾病出现发病率高峰，是平常的 3 ～ 4 倍，"伦敦帝国理工学院的塞巴斯蒂安·约翰斯顿（Sebastian Johnston）记录道，"人们去度假，回家时带回了病毒，而学龄儿童则把病毒分享给了他们所有的朋友。"根据美国疾病预防与控制中心（Centers for Disease Control and Prevention，CDC）的数据，每年有超过 5200 万例的感冒发病于 17 岁以下的美国青少年中。

在 2009 年一项关于小学教室表面的感冒病毒出现率的研究中，格伯发现，半数以上表面的病毒测试结果呈阳性。最常使用的物品受污染的程度最重：台式机、水龙头开关、纸巾分配器及入口门把手。教师的办公桌也是细菌的温床，格伯在之前的一项研究中发现，教师的桌面每平方英寸滋生的细菌数量是其他人桌面的 20 倍。我在美国马里兰州有个从事特殊教育的妹妹，她在办公桌上大量使用清洁剂，而且每天洗手 30 来次，我想这就是原因。

在学校或儿童看护中心研究病毒传播还挺棘手的。没有科学家愿意安插真正的病毒让孩子们受感染，因此，一组富有开创精神的科学家想出了一个在儿童看护中心研究病毒传播的安全之计。他们用花椰菜花叶病毒这

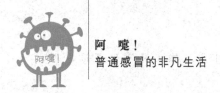
种植物病毒的一个片段作为替代标记物，来模拟真正的人类病毒性病原体，并将其涂抹在玩具球上，然后把玩具球置于几个儿童看护设施上。经过几小时的接触后，玩具球上的病毒 DNA 就传开了，传到了其他未抹过病毒的球上，传到了孩子们和看护人员的手上，还传到了孩子们经常碰的椅子和盒子上。虽然抹有病毒的玩具球第二天就被移走了，可是病毒 DNA 却在接下来的 2 周内继续在设施间传播，并出现在了孩子们的家里、他们家人的手上，还有包括高脚椅、玩具、婴儿床及浴缸边缘在内的多处表面。

家里

不幸的是，孩子在学校或托儿所染上感冒后，常常会将病毒带回家。的确，在有婴儿或小孩的家庭，成人的感冒发病率会加倍。"如果你有小孩的话，你就很可能被感染，"罗恩·特纳说，"我们与孩子的接触方式使孩子能高效地传播病毒。我们爱他们，所以帮他们擦鼻子。"

但就算是没有小孩的家庭也很难完全免受病毒困扰。检测了 15 个家庭中的病毒后，格伯发现室内最干净的地方（至少从细菌的角度来说）是马桶圈，而最脏的则是海绵球或排水管。"砧板也非常糟糕，"他写道，"砧板上大肠杆菌群的数量是马桶圈的 200 倍以上。照这个数据来看，在家里调制沙拉最安全的地方似乎是马桶圈。"

2008 年，温特的小组专门研究了感冒患者家中的病毒情况。该小组询问了 30 名感冒患者在过去 18 小时内接触过的房间里的 10 处地方，然后检测该处的病毒遗传"指纹"。160 处表面中，有 67 处的鼻病毒测试结果呈阳性。遗传指纹法可能获得一些假阳性结果，虽然如此，温特说，"家里经常被触及的表面在病毒传播过程中的作用要远远超出我们的想象。"

为了进一步研究，该小组之后又用被试的鼻黏液有意污染了家中常被触及的表面，然后叫被试开灯、接电话并进行其他日常活动，看物体表面的病毒会不会粘到他们手上。1 个小时后，病毒在 90% 的情况下都粘到了被试者的手上；24 个小时后，这一概率降到了 70%；而 48 个小时后，降到了 53%。所以说，抹上病毒后，就算过了整整 2 天，被试触碰表面后还是有一半以上的机会粘上病毒。

感冒病毒也可能潜伏在不那么明显的地方，比如说衣服的缝隙处或皱褶处，尤其是手帕和孩子的衣袖上。"我从未想过洗衣服有多大风险，"格伯说，"可这也许是微生物病原体在家庭内传染的主要切入点之一……比如说，任何人在转移一叠内衣的过程中（从洗衣机到烘干机），手上都会粘上大肠杆菌。"冲洗能除去 99% 的细菌，但如果细菌的基数是 100 万的话，那么洗完后还剩 1 万多。而病毒比细菌更难从纤维中除去。"所以说，在家洗衣服是一件风险活儿，尤其是当家里有病号或是小孩时：小孩的所有的内衣和尿布，还有感冒患者使用的脏手帕。"

酒店

2007 年，比吉特·温特和欧文·亨德利做的一项广为人知的酒店研究表明，受鼻病毒感染的成年人在酒店房间里日常活动所接触的 150 多个物体或表面中，有 1/3 留有病毒 RNA。污染最严重的是门把手和钢笔。紧随其后的是电灯开关、水龙头、电视遥控器和电话机——所有这些都是清洁员极少冲刷的表面。而让入住"干净"酒店房间的我们幻想破灭的一点是：这些病毒 RNA 能在表面存活 18 个小时。研究人员发现，表面被污染 1 个小时后，在 30 次试验中，鼻病毒 RNA 有 18 次都从表面转移到了手上。"下次你待在酒店时，"亨德利说，"也许会怀疑清洁工究竟是不是兢兢业业地做清洁的。"

飞机

大多数人都不会因为感冒而推迟预定行程，这就意味着我们将自己（及感冒病毒）禁锢于一个狭小的、封闭的空间里，置身于几百名旅客之中，其

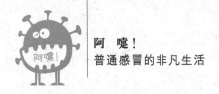

结果可想而知。

2008 年 7 月的一天，天气炎热，在我的飞机按原定计划从夏洛茨维尔飞往华盛顿起飞前 3 分钟，飞行员斯科特机长从机舱里冒出来，向乘客宣称，他想在起飞前跟每一个乘客击一下掌。他说："只为保证我能安全着陆。这是我小小的迷信，我没有一次飞行是没击掌的。"一小撮怀疑之声在座位上传开了。坐在过道旁的一位没有幽默感的男士厌恶地盯了这位飞行员一眼，并把手放在身体两旁，说："能不能直接起飞呀？机长先生？"但斯科特机长执意要击掌，连哄带骗，直到那位男士最终伸出小指让斯科特意思一下，好早点回去工作。我对刚做的感冒由手及手传播路径的研究还记忆犹新，所以脑海里第一个念头就是庆幸自己坐在第一排。我受病毒感染的唯一机会就是来自斯科特机长和过道边这位拘谨的男士，而他俩看上去都很健康。所以我就热心地举起了手，而斯科特机长则笑嘻嘻地一直走到飞机最后，跟每一位乘客都击了掌。之后再没有其他事端，我们就起飞了。然而，30 分钟后，虽然我们击了掌，不知为何飞机还是迫降了。飞机滑翔到登机口时，我问乘务员，机长是不是每次航班都要完成这个奇怪的仪式。"是的，"她低声说，"在我看来这有点不专业，"她继续耳语道，"我觉得这会让乘客感到紧张。"

没错，而且这很可能会让人更容易得感冒。但即便没有这样一名疯狂的飞行员来传播病菌，带着感冒乘飞机有风险吗？飞行时的特殊情况，如普遍的压力、密闭的空间及长时间近距离地暴露于其他 400 多名乘客（尤其是长途航班），这些因素共同作用，会不会让我们离开飞机时，随身携带的除行李外，还有病毒呢？

一项最新的研究显示情况似乎的确如此。美国加利福尼亚大学的科学家调查了 1000 多名飞行于旧金山市和丹佛市之间的乘客后发现，20% 的人报告称飞行后一星期内就得了感冒。这个发病率相当高，大致是他们待在家中发病率的 4 倍。

一个热门的理论指出，机舱通风系统，特别是那些内循环的通风系统，是疾病在飞机上传播的罪魁祸首。维持通风系统的良好运转能防止流感和其他常见的靠空气传播的病菌扩散，这点看看 1979 年的一个案例就清楚了。那时一架阿拉斯加的喷气式客机在起飞期间出现了严重的发动机故障，在地面上停留了 3 个小时，期间引擎得以修复，而机舱通风系统则处于关闭状态。当时有一名乘客得了流感。3 天内，72% 的乘客和 40% 的机组成员都被传染了流感。因为这个案例，现在凡是飞机在地面上延误时间超过一个半小时，都建议打开机舱内的通风系统。

机舱内循环系统长期以来都被怀疑是飞行中的疾病助推器。诚然，如果感冒病毒是靠气溶胶传播，那么人们可能会认为这种新型的机内空气循环策略也许提供了一种好模式，能让病毒"常旅客"搜寻新寄主。过去，商用飞机使用 100% 的新鲜空气，用引擎冷却，耗能量大。20 世纪 80 年代后制造的新型飞机经过了重新设计，能再循环约一半的机舱内空气，这样便减少了引擎负荷，从而提高了燃料效率。大部分使用新鲜空气的旧式机型都已退役，但在加利福尼亚大学小组所研究的那条加利福尼亚州和科罗拉多州之间的航线，仍有不少旧式飞机服役。这两种不同的空气循环系统给了研究组一个提示，即这可作为天然的实验：比较乘坐不同机型飞机往返于旧金山市和丹佛市的乘客们所报告的感冒发病率。结果表明，发病率几乎没有差异。飞行 1 周后，乘坐两种机型飞机的乘客都有约 1/5 出现了呼吸道疾病症状。

事实上，机舱再循环系统所使用的滤网跟医院手术室和无菌病房内使用的相类似，它能有效滤除机舱内 99.9% 以上的细菌和病毒。每小时至少将空气彻底再循环 20 次，相较而言，大多数写字楼内每小时空气交换的次数为 12 次，而大多数家庭则只有 5 次。总之，结果就是机舱内的空气质量一般要优于大多数陆地上的封闭空间。

该怪罪的也许并非再循环系统，而是空气本身，不论是新鲜的还是经再循环的——至少加拿大维多利亚大学的马丁·霍金（Martin Hocking）是这么看的。依霍金看，空气的湿度（或缺水程度）是关键。由于高纬度处

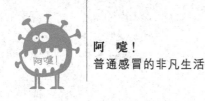
一般空气湿度较低，所以大多数飞行时间超过 1 个小时的机舱内，空气湿度都低于 10%，而对飞行时间更长的航班而言，湿度可能会降至 5% 以下。霍金认为，空气干燥使我们对呼吸道感染的抵抗力降低。有些实验表明，我们鼻腔和喉咙内的那层能捕捉病毒并将其转移至胃部用胃酸消化的薄薄的黏液层，在空气干燥时便不能再良好地运转。不过很多人并不同意这个观点。有些专家称，我们清除黏液的能力并不会因为空气干燥而受影响。不论是哪种情况，你都不会认为提高机舱内的空气湿度有多高的技术含量。但英国航空公司 20 世纪 80 年代决意给一架波音 747 喷气飞机加湿时，空调喷出的除空气外，竟还有细微的白色小颗粒，像是给机舱内部（尤其是驾驶舱）下了一场模拟雪。看来，如果你担心鼻腔干燥，也许自带盐水鼻喷雾要来得更安全些。

小杰克·格沃特尼对参与美国加利福尼亚大学问卷调查的乘客是否真得了感冒存有疑虑。他们没有接受病毒检测，所以很可能只是有呼吸道疾病症状，而不一定是得了感冒。他不相信坐飞机的人感冒发病率更高，但机舱内的情况也许的确能加重鼻塞或流涕等感觉像是感冒的症状。"靠空气传播的流感就是另外一回事了，"格沃特尼说，"如果你跟患流感的女士搭乘同一班飞机，那么你得流感的概率就很高了。"

→ 注 释 ←

关于感冒传播的信息请参见：J. O. Hendley and J.M. Gwaltney, "Mechanisms of transmission of rhinovirus infections," *Epidemiol Rev* 10: 242–258 (1988); J. M. Samet, "How do we catch colds?" *Am J Resp Crit Care Med* 169: 1175–6 (2004).

克里斯托弗·安德鲁斯先生对他在感冒传播方面的研究的描述，以及他在坐落于英格兰索尔兹伯里镇的感冒研究所的工作见于：Andrewes (1973)； C. H. Andrewes, "Adventures among viruses III: The puzzle of the common cold," *New Engl J Med* 242: 235–240 (1950)。安德鲁斯在伊琳南罗恩岛做的实验可在这里找到：C. H. Andrewes, "The complex epidemiology of respiratory virus infections, *Science* 146: 1274–1277 (1964); C.H. Andrewes, "Rhinoviruses and common colds," *Ann Rev Med* 17: 361–370 (1966).

小杰克·格沃特尼的农场保险公司研究在这里：J. M. Gwaltney et al., "Rhinovirus

infections in an industrial population I. The occurrence of illness," *New Engl J Med* 275: 1261–1268 (1966)；J. M. Gwaltney (2002), p. 229.

迪克的研究出现在：D. J. D'Alessio et al., "Short-duration exposure and the transmission of rhinoviral colds," *J Infect Dis* 150(2): 189–193 (1984)；D. J. D' Alessio et al., "Transmission of experimental rhinovirus colds in volunteer married couples," *J Infect Dis* 133(1): 28–36 (1976)。至于爱斯基摩式的亲吻，迪克指出，亲吻时"病毒供体和受体的鼻子边缘也可以接触"，但这极少导致传染.

詹姆斯·拉夫洛克在感冒研究所的研究经历是从 Lovelock（2000）和 Andrews（1973）这两本书中摘录的。关于卫生学教科书的引用来自：Florence Lyndon Meredith, *Hygiene* (Philadelphia, 1926), p. 414。咳嗽和打喷嚏时喷溅而出的小液滴的讨论来自：F. E Buckland and D. A. Tyrrell, "Spread of colds," Br Med J 20October 1973, p. 123; Boone and Gerba (2007), p. 1690。拉夫洛克称手帕为"一个微生物寻找新家的强有力的后援"来自其著作：Lovelock (2000), p. 86.

关于污染物和环境表面中的病毒的讨论摘录自：Boone and Gerba (2007)；B. L. England, "Detection of viruses on fomites," pp. 179–229 in C. P. Gerba and S. M. Goyal, ed., *Methods in Environmental Virology* (NY: Marcel Dekker, 1982)。疾病靠污染物传播的一个典型案例发生在英格兰约克镇的一家酒店里，去那儿参加婚礼的宾客中有一半都得了由病毒引起的肠胃炎，而原因是厨房助理在一个水槽里呕吐，而该水槽在第二天被用于准备土豆沙拉。详见：J. Barker et al., "Spread and prevention of some common viral infections in community facilities and domestic homes," *J Appl Microbiol* 91: 7–21 (2001).

格沃特尼和亨德利做的手在感冒传播中作用的研究，请参见：J. M. Gwaltney (2002)；J. M. Gwaltney et al., "Hand-to-hand transmission of rhinovirus colds," *Ann Intern Med* 88: 463–467 (1973)。美国人擦鼻子习惯的问卷调查是由民意调研社（Opinion Research Corporation）在 2009 年 9 月份做的，抽取的样本为 1037 名美国人，该结果发布在：www.infectioncontroltoday. com(10/12/2009)，题为"Germ-spreading behaviors remain the norm, despite flu season concerns"。马克·库伯避免握手的这一决定被《今日美国》报道于 2004 年 12 月 10 日的刊物上，题为："Politician won't shake hands".

马克·尼卡斯的研究可在这里找到：M. Nicas and D. Best, "A study quantifying the hand-to-face contact rate and its potential application to predicting respiratory tract infection," *J Occup and Environ Hyg* 5: 347–352 (2008).

亨德利和格沃特尼关于自我接种的研究出于：J. O. Hendley et al., "Transmission of rhinovirus colds by self-inoculation," *New Engl J Med* 288: 1361-1364 (1973)。学龄儿童挖鼻孔的调研见于：C. Andrade and B. S. Srihari, "A preliminary survey of rhinotillexomania in an adolescent sample," *J Clin Psychiatry Jun* 62(6): 426–31 (2001).

艾略特·迪克做的关于鼻病毒在空气中传播的研究见于：E. C. Dick et al., "Aerosol

transmission of rhinovirus colds," *J Infect Dis* 156 (3): 442–8 (1987); D. J. D' Alessio et al., "Short-duration exposure and the transmission of rhinoviral colds," *J Infect Dis* 1984; 150: 189–194 (1984)。迪克做的关于鼻病毒沿着污物链消失的研究见于：L. C. Jennings et al., "Near disappearance of rhinovirus along a fomite transmission chain," *J Infect Dis* 158 (4): 888–892 (1988).

鼻病毒在唾液和咳嗽分泌液中存在情况的研究发表在：J. O. Hendley et al., "Transmission of rhinovirus colds by self-inoculation," *New Engl J Med* 288: 1361 (1973).

格沃特尼关于碘酊的研究发表于：J. M. Gwaltney et al., "Rhinovirus transmission: One if by air, two if by hand," *Am J Epidemiol* 107: 357–361 (1978)。关于咖啡杯托和其他污物的研究描述于：J. M. Gwaltney and J. O. Hendley, "Transmission of experimental rhinovirus infection by contaminated surfaces," *Am J Epidemiol* 116: 828-833 (1982)。那个借助噬菌体来研究病毒传播模型的研究见于：F. Rheinbaben et al., "Transmission of viruses via contact in a household setting: Experiments using bacteriophage X174 as a model virus," *Journal of Hospital Infection* 46: 61–66 (2000).

澳大利亚人做的关于带有病毒的气溶胶的研究见于：K. N. Huynh et al., "A new method for sampling and detection of exhaled respiratory virus aerosols," *Clin Infect Dis* 46: 93–95(2008).

格伯关于病菌和公共表面的研究发表于：K. A. Reynolds et al., "Occurrence of bacteria and biochemical markers on public surfaces. *Int J Environ Health Res* 15(3): 225–234 (2005)。儿科医生办公室内的病毒研究是由黛安·帕帕斯 2008 年 10 月 18 日在华盛顿 ICAAC/IDSA 会议上以海报的形式做的报告，题为："Evidence of lingering germs on toys in pediatric waiting rooms"。夏威夷的军用健身房的病原体研究发表于：K. A. Goldhammer, "Prospective study of bacterial and viral contamination of exercise equipment," *Clin J Sport Med* 16(1): 34 (2006)。在瑞士做的美元钞票上的病毒研究发现于：Y. Thomas, "Survival of influenza virus on banknotes," *Appl Environ Microb* 74(10): 3002–7 (2008).

至于办公楼内的感冒传播的研究，详见：J. J. Jaakola et al., "Shared office space and risk of the common cold," *Europ J Epidem* 11(2): 213–216 (1995)。关于呼吸道病毒与写字楼内空气循环系统的研究，详见：T. A. Myatt, "Detection of airborne rhinovirus and its relation to outdoor air supply in office environments," *Am J Respir Crit Care Med* 169: 1187–1190 (2004)。格伯做的办公场所内的细菌性病原体的存在情况来源为高乐氏公司（Clorox Company）在 2007 年 2 月 14 日做的新闻发布会（详见：www.clorox.com/pdf/germs_working_study.pdf）；另一来源为美国亚利桑那大学发布于 2006 年 2 月 15 日的报告，下载地址为：http://ag.arizona.edu/media/archives/6.14.html.

格伯做的教室内的病原体的研究可见于：K. R. Bright et al., "Occurrence of bacteria and viruses on elementary classroom surfaces and the potential role of classroom hygiene in the spread of infectious diseases," *J School Nursing* 26: 33 (2009)。使用花叶病毒来追踪病毒在儿童看护设施内的传播路径的研究发表于：Xi Jiang et al., "Pathogen transmission in child care settings," *J*

Infect Dis 177: 881–888 (1998)。格伯做的家里和托儿所表面上的病毒的调研见于：S. A. Boone and C. P. Gerba, "The occurrence of influenza A virus on household and day care center fomites," *J Infection* 51:103–109 (2005)。

有婴儿或小孩的家庭，成人的感冒发病率会翻倍的统计结果发表于：MacKay (2008), p. 304. 感冒在家庭中传播的讨论，见：D. A. Goldmann, "Transmission of viral respiratory infections in the home," *Pediatr Infect Dis J* 19(10suppl): S97–102 (2000);　C. P. Gerba, "Application of quantitative risk assessment for formulating hygiene policy in the domestic setting," *J Infection* 43: 92–98 (2001)。格伯做的居家内病原体的研究发表于：P. Rusin and C. Gerba, "Reduction of faecal coliform, coliform and heterotrophic plate count bacteria in the household kitchen and bathroom by disinfection with hypochlorite cleaners," *J Appl Microbiol* 85(5): 819–828 (1998)；Gerba (2001)。格伯对洗衣服的评价引用自：Gerba (2001), p. 97。比吉特·温特做的家里的病毒研究见于 2008 年 10 月 18 日在华盛顿 ICAAC/IDSA 会议上以海报的形式做的报告，题为："Contamination of surfaces in homes of adults with natural rhinovirus colds and transfer to fingertips during normal daily activities"。

温特做的酒店研究发表于：B. Winther et al., "Environmental contamination with rhinovirus and transfer to fingers of healthy individuals by daily life activity," *J Med Virol* 79(10): 1606–10 (2007)。亨德利的研究被弗吉尼亚大学健康系统学院在 2006 年 9 月 29 日的一次新闻发布会中引用。

美国加州大学做的航班上的感冒研究发表于：J. N. Zitter et al., "Aircraft cabin air recirculation and symptoms of the common cold," *J Am Med Assoc* 288 (4): 483–6 (2002)。另见：K. Leder and D. Newman, "Respiratory infections during air travel," Int Med Journal 35:50–55 (2005)；M. B. Hocking, "Common cold transmission in commercial aircraft: Industry and passenger implications," *J Env Health Res* 3(1): 7–12 (2004)。

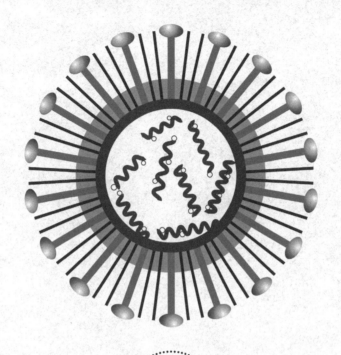

第三章

感冒病毒

微生物何其微小，它的真面目你几乎发现不了。

——希莱尔·贝洛克（Joseph Hilaire Pierre René Belloc）[①]

---

① 节选自希莱尔·贝洛克所著的《微生物》（*The Microbe*）。希莱尔·贝洛克（1870—1953）是一名有着英法双国籍的作家和历史学家，他是 20 世纪初最多产的英国作家之一，同时也是当时闻名的诗人、讽刺作家和政治积极分子。——译者注

感冒病毒可算是世界上最成功的人类病原体，它们所引发的传染比其他病原体多得多。但正如贝洛克所说，它们看上去何其微小啊。

比吉特·温特说过，一个像鼻病毒这样的典型感冒病毒非常小，小到即使用强大的标准电子显微镜来观察，它们看起来也只是宛如星星点点的尘埃。小孩子仅用普通光学显微镜，已能颇为满意地捕捉到最有名的细菌蠕动着的身躯。可感冒病毒的尺寸却微乎其微，直径只有 20 纳米长，就算用电子显微镜放大 10 万倍，依然难以清晰地观察它们。想象这东西有多小简直跟想象宇宙有多大一样难。就算我告诉你 5 万个感冒病毒排排坐才有 1 毫米宽，或者说 2400 个感冒病毒加起来也只有头发丝儿那么宽，你也许还是很难理解。那就换个说法吧：如果可以像《爱丽丝漫游奇境》那样任意放大我们的世界，那么当把一个感冒病毒放大到高尔夫球那般大时，你的身体可就比那个伐木巨人班杨[1]还要大得多，大到可以横跨美利坚，从东海岸一直延伸到西海岸！

"只有将感冒病毒染色，才能让它们显现出真面目。"温特解释道。事实上，从晶体学角度来讲，鼻病毒是个二十面体，有着二十面对称结构，看起来还挺优美的。如果你将它再放大一点，还能窥见月球地貌般的微缩地形，上面布满了小峡谷。但这些月球景象只是人为的视觉效果而已。与其说感冒病毒是一种有机体，倒不如说它是一个非常简单的化学组构：单链的遗传物质 RNA 被紧紧包裹在叫衣壳的刚性蛋白被膜里。正如病毒学家彼得·梅达沃（Peter Medawar）所说，所有的病毒都无非是一丁点"披着蛋白外套的坏消息"，感冒病毒也一样。但恰恰是它，让芸芸众生中的每一个人都不得不忍受一生中差不多 24 000 个小时的感冒之苦。

一个小到几乎观察不到的病毒竟能造成如此大范围的破坏，你该明白这对过去的学者来说有多难想象了。古希腊人和罗马人认为感冒是模糊的雾霭、瘴气，或者身体"体液"失调的结果。实际上，"catarrh"一词至今仍被一些社交圈所用，它起源于希波克拉底[2]（Hippocrates）所用的希腊语"katarrhous"一词，意为由头部"倾泻而下"的体液。受感冒产生的不可思议的影响，大脑开始分泌过量的痰液，随后这些痰液从颅骨层中的小孔中渗出，并流出鼻外（当然，如果这些痰液没有渗透到关节处并引起风湿性关节炎的话）。

威廉·巴肯（William Buchan）曾在他 1772 年出版的《家庭医药》（*Domestic Medicine*）一书中用"汗水阻塞"来含蓄地描述流鼻涕这种症状。他把感冒归罪于衣服潮湿，脚受潮（"这往往引起致命性疾病"），晚间的空气（尤

---

① 班杨（Bunyan）是美国民间故事中的伐木工人，力大无比，后成为美国巨大与力量的象征，并用作木材公司的广告形象。——译者注

② 希波克拉底（约公元前 460—前 370）是古希腊著名医生，被西方尊为"医学之父"，他的医学观点对西方医学后来的发展有着巨大影响。他提出"体液学说"（humorism），认为人体由血液（blood）、黏液（phlegm）、黄胆汁（yellow bile）和黑胆汁（black bile）四种体液组成，这四种体液的不同组合使人们有不同的体质。——译者注

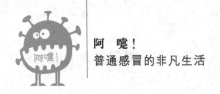

其是傍晚的露水，虽然"起效缓慢不易察觉"，却是"最需要提防的"），床铺潮湿，房子湿气太重和冷暖骤变等原因。"如果人体温度能维持恒定不变，"他写道，"那人就不可能患上感冒。"

尽管如此，早在18世纪70年代，富有先见之明的本杰明·富兰克林（Benjamin Franklin）就猜想，引起感冒的并非气温，而是另有原因。富兰克林的发现总是前无古人，他排除了受凉和受潮这两个因素。"我在严冬旅行，时常得忍受极度严寒，差点就被冻僵了，"他在1773年写道，"但这却没让我患上感冒。"而湿度嘛，"我曾接连两星期每晚都在河边待两三个小时……照理说如果湿气能引发感冒的话，我吸入的湿气肯定足够患上感冒了，但我却安然无恙。"相反，富兰克林猜测，引起感冒的根本原因是可在人与人之间传播的媒介物。"当被关在室内、车厢内等狭小密闭的空间时，或是人们坐在一起交谈、互相吸入对方呼出的气体时，人们经常相互传染感冒。"

到了19世纪中叶，巴黎的路易·巴斯德（Louis Pasteur）和柏林的罗伯特·科赫（Robert Koch）等伟大的微生物探索家已通过显微镜进行深入观察，表明的确存在可导致传染性疾病的微小生物体。这个发现距离"感冒可能是由这些新发现的'产脓菌'所引起"这一合乎逻辑的结论只有一步之遥。而研究人员也很快从感冒患者鼻腔中发现了他们所认为的感冒两大元凶——黏膜炎细球菌（*Micrococcus catarrhalis*）和鼻炎杆菌（*Bacillus rhinitis*）。不过，人们很快就发现这两种细菌被冤枉了。因为健康人的鼻腔和喉咙中也有这些细菌，而且，其数量比感冒倒霉鬼身上的还多。

第一次世界大战伊始，一个在莱比锡工作的研究员第一次证明了感冒患者的鼻涕能让别人患上感冒。沃尔特·克鲁斯（Walter Kruse）从一个不幸患上严重感冒的助手那儿取了些鼻腔分泌物，并用可拦截细菌的陶瓷过滤器将其过滤。他给12名志愿者的鼻腔内点了几滴过滤后的清液，其中4人报告说得了感冒。克鲁斯据此断定，引起感冒的传染性因子是比细菌还小的物质，他把它称作"滤过性病毒"（filterable virus）①，学名为 *Aphanozoumcoryzae*。但直到 1930 年，研究者才通过一群温顺的青年黑猩猩证实了这个推断。

拿黑猩猩作感冒研究实验的被试，是哥伦比亚大学医生阿方斯·德凯（Alphonse Dochez）的主意。德凯明白在人身上做感冒诱因的研究挺难办的：第一，隔离人类受试者是相当难的，但只有隔离受试者，才能保证他们患上感冒是因接受了那几滴鼻腔过滤液，而非在室外等其他情况下被感染；第二，出于取悦研究者的动机，受试者可能会谎称得了感冒。正如感冒研究者乔治·吉·杰克逊（George Gee Jackson）所说："在可供实验研究的所有物种中，人类可能是最不配合、最让人信不过、最神经质、最反复无常的物种。"当德凯从动物园园长处了解到灵长类动物可被人类饲养员传染感冒时，他灵光一闪，联想到黑猩猩也许是更靠谱的感冒研究被试，至少它们不太可能"谎称"自己被传染了感冒。

据德凯观察，感冒的黑猩猩看起来就像病快快的孩子，它鼻孔里流着又稠又黏的"蛋白状"的鼻涕，上唇还淌着一连串薄薄的黏液，眼睛耷拉着，鼻子塞着，呼吸困难，全然一副闷闷不乐、委靡不振的样子。德凯发现，只要给黑猩猩的鼻腔接种过滤后无菌的感冒病人鼻腔洗液，他就能轻而易举地让黑猩猩们患上感冒。24 小时内，它们就开始流鼻涕，打喷嚏，眼睛浮肿。随后，他又在人类受试者身上做了这样的实验，得出的结论是："过滤液中能传染感冒的活性媒介物，是一种名副其实的无法用光学显微镜观察到的病毒。"

这是个了不起的突破，但病毒性媒介物的属性却仍是个谜。想要确证一个病毒，你必须要把它分离出来、加以培养才行。而这对感冒病毒来说实在是太难了，用一个研究者的话讲，这简直就跟潜近一只野兽一样步履维艰。后来，熟悉德凯研究的英国病毒学家克里斯托弗·安德鲁斯在 20 世纪 30 年

①滤过性病毒是指能通过细菌过滤器小孔的微生物。——译者注

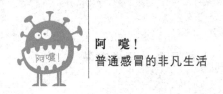
代初对这个问题展开了新的攻势。由于科研经费短缺，他负担不起用黑猩猩做实验的费用，权宜之下只好招募当地圣巴塞洛缪医院（St. Bartholomew's Hospital）的医学院学生。他解释说："除黑猩猩外，巴塞洛缪的学生是最好的选择。他们虽不是最好的'替补'，但却是'唯一可用的动物'。"

但是，使用一群流动的医学院学生，并不很符合分离感冒病毒所需的严格控制的流程。理想情况下，志愿者本身应该被隔离，如此，研究者才能确证让他们患上感冒的病毒来源于其所接种的实验室病毒，而非在其他室外环境下接触到的"野生感冒病毒"。因此，1946 年，安德鲁斯开设了感冒研究所，在接下来 40 年里，它成为了首屈一指的感冒病毒研究中心。

众所周知，感冒研究所的所在地原先是老哈佛医院，那片建筑群坐落在英格兰南部索尔兹伯里镇狂风肆虐的山顶上，它距古老的巨石阵只有几英里远，同时也毗邻政府的化学和生物防御研究实验室所在地波顿唐（Porton Down）。老哈佛医院由美国人建于 1941 年，建立的原因是，考虑到第二次世界大战时期战火纷飞，可能会导致避难所疟疾、伤寒和其他传染病难民人数激增，这个医院能给这些难民提供庇护。医院由一系列互相连接的 120 英尺长的营房组成，它们很隐蔽同时又有间隔，这就把交叉感染和被德军袭击破坏的潜在风险降到了最低。可是，传染病并没有如期暴发，因此，医院一直处于空置状态，直至其引起安德鲁斯的注意。从老照片中，你可以看出这些建筑看起来有几分战俘集中营的味道，但安德鲁斯却说："这个地方的采光和通风都棒极了，而且还能看到乔克镇（Chalk）丘陵的迤逦风光。"在安德鲁斯眼中，这是安置他的人类受试者的不二选择。

在接下来的数十年中，每次最多 30 名，共计 2 万名志愿者被邀请到感冒研究所小而简陋的公寓中来当 10 天的试验受试者（这是我自己在弗吉尼亚大学参与的研究之前身）。研究所给志愿者报销差旅费，为他们提供免费的食宿，甚至还给了他们一些零花钱。作为回报，志愿者须服从试验安排，而且有 40% 的可能会患上感冒。

感冒研究所很快就赢得了兼具古怪、迷人双重特质的名号，它既是高科技的病毒实验室，又是老式英国度假营，那儿有穿着白大褂的医生验证关于感冒的各种传说。申请者不乏其人，而且还有一家报纸报道说，很多志愿者都无比享受当被试的经历，甚至"对病毒上了瘾"，一次次地故地重游。一对育有 6 个子女的夫妇时不时就来此地以远离尘嚣。纪录保持者是两位志愿者，他们一共来了 15 次。其他国家的志愿者也开始冒了出来，包括一位美国拳击手，他只要求在实验期间安排与女王会面，并与一位顶级英国重量级拳击手较量。这个研究所居然还出现在了艾瑞斯·默多克（Iris Murdoch）的小说《在网下》（Under the Net）中，小说中不安分、桀骜不驯的男主角杰克·多纳休（Jake Donaghue）说："多亏了感冒研究所，我才得以跟雨果邂逅。那时我手头窘迫，诸事不顺。当我发现了那个难以置信的慈善安排后，这一切都改变了——我只需当感冒研究的被试，就能得享包吃包住的待遇。"

如今，感冒研究所的纪念物只剩下房屋开发区上的一块小牌匾了。但志愿者们却仍旧络绎不绝。1972 年，安吉拉·格林斯莱德（Angela Greenslade）和珍妮特·威尔逊-沃德（Janet Wilson-Ward）就是因为在感冒研究所被配对为室友而相识。安德鲁斯提到，10 天的幽禁对大多数志愿者来说是难以忍受的，所以志愿者们通常会被配对。显然，工作人员非常擅于给陌生人配对。2008 年，距她们共同经历的感冒探险已有足足 36 年，我随同安吉拉和珍妮特在伦敦科芬园（Covent Garden）的一家餐馆共进午餐，当时她们正在伦敦庆祝珍妮特的 60 岁大寿。珍妮特现已是巴斯大学（University of Bath）的法学教授，当年仍在法学院就读的她，从一份非主流报纸的广告栏里得知感冒研究所后，便决定去那儿一边免费度假，一边享受安静学习的好时光。在那儿，她还遇到了一生的挚友。在苏富比拍卖行工作的安吉拉将她在感冒研究所的三次"假期"形容为无以言表的愉快体验。她告诉我说："我一生中从未笑得如此之多，研究所之于我，就像天堂。"志愿者们不仅能享受到由戴着面罩的工作人员送来的保温箱里热腾腾的饭菜，畅饮免费啤酒，还能使用图书馆和运动设施。工作人员甚至还给志愿者们提供雨靴以便他

们能在乔克镇一望无际的草原上漫步。安吉拉说："这就跟没有老师的校园假期一般，相较而言，得个感冒根本没什么大不了。"

志愿者到达后，会被指定到各自的宿舍楼中，然后工作人员会给他们讲解各项规章制度。安吉拉说，她借这个机会半开玩笑地问医生，感冒研究所跟附近的波顿唐防御实验室到底有无瓜葛。这可是个合情合理的问题。1939～1989年的50年间，波顿唐是诸多生化研究的基地，有几千名志愿军人参与其中——他们受一个周末假期和15先令报酬的吸引而前来参加这些研究项目。一些志愿者透露，当时他们被告知参与的研究项目旨在寻找感冒的治疗方法，但实际上却被施以致幻剂、芥子气、沙林毒气和其他神经毒剂。1953年，年仅20岁的空军工程师罗纳德·麦迪逊（Ronald Maddison）被隔离在一间小房里，他的手臂被滴有沙林毒物的材料裹着。一个小时后，他死了。而据他家人说，麦迪逊临死前还一直以为自己志愿参加的是感冒研究。这个实验结束半个多世纪后，英国秘密情报机构军情六处与一些曾参与该研究的志愿军人才达成了庭外和解，但机构并不承认任何责任或过失。

安吉拉说，一名略欠缺幽默感的研究所医生向她和其他志愿者保证，说这个感冒研究与波顿的那个无半点关系。然后他继续嘱咐志愿者们要严格遵守规定——除室友和防护好的工作人员以外，跟所有人都要保持至少30英尺的距离。这个距离多多少少是人为敲定的，目的是为了让志愿者与其他可能传播"野生"感冒病毒的人保持安全距离。"如果你在外面散步时遇到了其他人，你就得捂住脸，"珍妮特说，"研究所附近有个吉卜赛营地，所以工作人员还得跟这些吉卜赛人解释，说志愿者看到他们后忽然用手或头巾捂住脸并无冒犯之意。"

不过，有些志愿者还是违反了研究所内的距离规定。在感冒研究所下榻几天后，安吉拉吐露说，有天晚上她跟珍妮特在公寓里专心致志地看电视时，有人轻敲了下窗户。那人原来是安吉拉在预聊会议时遇到的一个男孩。"我尖叫了一声，当时我头顶着巨大的发卷，满脸都涂着面霜，"安吉拉羞涩地回忆道，"我赶忙冲到一边卸下发卷，擦干净面霜后跟他在营房外稍微亲热了一下。我忐忑不安，万一被别人看到，我们可能就会因为违反隔离规矩而卷铺盖走人，所以我迅速地把他打发走了。但这件小事却让我们在那儿的生活有了几分趣味性、戏剧性和十足的超现实感。"尽管有距离方面的规矩，感冒研究所的风流韵事还是层出不穷。有个参加了9次实验的吉他演奏志愿者回忆说，有次他爱上了一位演奏双簧管的姑娘，于是便在30英尺远处与她演奏二重奏。有些恋人甚至修成正果，步入了婚姻的殿堂。

预聊会议后，志愿者们会被隔离观察两天，看是否患上了感冒。如果有人得了感冒，那说明这些人在到达之前就已暴露于"野生"感冒病毒之下，他们会被送回家。隔离后的第三天，剩余志愿者们将迎来感冒病毒的挑战。"我们得仰着头平躺，而身着面罩和保护袍的科学家们则会往我们的鼻孔里滴液体，"珍妮特回忆道，"这古怪滑稽极了，就跟在电影里似的。"（我也感同身受。）滴入的液体要么是安慰剂——纯生理盐水——要么就是从感冒的工作人员或志愿者身上获得的含有活性感冒病毒的鼻腔洗液。在研究结束前，就连科学家也不知道哪个志愿者得到了哪种溶液。如今，这种所谓的双盲、有安慰剂对照组的方法已成了临床试验的标准，但在感冒研究所的早期试验中，仍算是一项了不起的创新。

接下来的五天里，志愿者们的症状会被密切观察。每天早上都有一个医师来检查他们的腺体并测量呼吸。随后，会有人来收集志愿者们集中存放在密封塑料袋内的当天使用过的纸巾。珍妮特在第二次来感冒研究所时得的感冒相当严重，她一连三天每天用掉80张纸巾。最高纪录是一天用掉165张。但据安德鲁斯观察，纸巾的用量尚不足以衡量感冒的严重程度。有些志愿者才擦了一下鼻子就把纸巾扔了，有些人却会一直用到纸巾变成"湿乎乎的一团"或"碎碎的小片"为止。所以最好先给塑料袋称重，再减去纸巾原有的重量和袋子的重量，这样就能算出可作为感冒严重程度定量指标的鼻子流出的液体重量——这个标准至今仍被一些感冒研究使用。

就这样，感冒研究所对感冒相关的问题研究了近40年，研究课题有：感冒病毒如何随季节变化而变异；人们距离多近才能传染感冒；压力和性

格会不会影响人们的易感性；还有大剂量的橘子汁对感冒进程的影响。

在安德鲁斯的早期实验中，有一个发表于 20 世纪 50 年代初被他形容为"挺严峻"的实验，实验设计的初衷就是为了挑战着凉会引发感冒这一广为流传的古老观念。他为一组志愿者接种了感冒病毒，然后让其中一半的志愿者待在温暖而舒适的环境中，另一半则洗完热水澡后身穿湿漉漉的浴袍，在阴凉的走廊上站上半个小时，或者像安德鲁斯说的那样，"能撑多久撑多久"。随后，他们虽被允许穿上衣服，但还得穿好几个小时潮湿的袜子。受冻的那组虽然感觉很悲催，但得感冒的人却并不比取暖的那组多，安德鲁斯写道："在任何情况下，单单受寒都不能引发感冒。"而且，跟仅仅接种病毒的组比，接种后同时受寒的组患感冒的人数在三次试验中有两次反而较少。

与此同时，在一次次情急的尝试中，安德鲁斯和他在感冒研究所的同事试图通过用接种人类感冒病毒洗液的方式，在人体外培养和研究感冒病毒，开始是在鸡蛋里接种，然后在人体胚胎细胞中试，接着又在很多动物上试，但都无功而返。他们试图感染小猫、田鼠和鼯鼠（都是灰色会飞的）、雪貂、小鼠、大鼠、仓鼠、兔子、豚鼠、刺猬、猴子、狒狒、一只乌黑白眉猴，还有好几头猪——这可乐坏了嗜肉成性的战后英国职员，因为实验失败后他们就能大快朵颐了。最后研究人员被迫作出结论，即除了黑猩猩以外，其他动物都不会被人类感冒病毒感染（猫会得严重的感冒，但只会被猫感冒病毒感染，而非人的）。

据当时感冒研究所研究团队的成员（后来成为主任）大卫·泰瑞尔（David Tyrrell）观察，最适宜感冒病毒生长的环境就是人类鼻细胞了。但鼻细胞有一个明显的缺点——它们黏附于人体其他组织。可该死的是，感冒病毒在温度跟体温一般高的孵育室里根本长不了。然后泰瑞尔恍然大悟，感冒病毒天然生长的鼻腔的温度，可能比身体其他部分低很多。他测量了自己鼻腔内的温度，发现只有 33℃，而非 36℃ 或 37℃。泰瑞尔推断，相对于血液和内脏器官中的温暖环境，感冒病毒在较低温度下生长得更好。当他把孵育室的温度调低到33℃时，果然成功地接种并培养了一株病毒，因其偏爱寄居鼻腔的特性，这种病毒后被命名为鼻病毒（rhinovirus）。

直到两位美国医生同时独立地获得了鼻病毒分离种，突破性进展才姗姗来迟。威廉·莫嘉革（William Mogabgab）率先在1956年宣布发现了鼻病毒株。当时正值他在大湖海军训练站（Great Lakes Naval Training Station）工作，那是美国海军总部在芝加哥设立的训练基地。莫嘉革成功地从患有轻度呼吸系统疾病的新兵体内分离出了这种病毒。

与此同时，来自约翰·霍普金斯大学（Johns Hopkins University）的公共卫生专家温斯顿·普赖斯（Winston Price）在一场原以为是流感的大规模突发性疫情中，也偶然发现了鼻病毒。当时，约翰·霍普金斯医院的一群护士被一种能引起轻度发热、咳嗽、流鼻涕和喉咙痛的病毒感染了。普赖斯从患病护士的喉咙和鼻腔中收集了洗液，当意识到她们的病情并没有加重后，普莱斯猜想他得到的是一种感冒病毒。他在含猴肾细胞、马血清和牛胚胎提取物的溶液中缓慢地培养这种病毒，随后将其分离出来。当普赖斯一年后宣称他用分离出的病毒制造了一种能有效预防感冒的疫苗时，他受到了公众热烈的赞誉。"我床边的电话铃一直响到凌晨3点。"他告诉一个记者说。举国上下的报刊都迫切地想知道这是否意味着感冒的终结。显然，并非如此。这种预防接种只对一种感冒病毒株起效。倘若说这个疫苗本身并不算成功，那么分离感冒病毒这项技术毫无疑问是成功的，因为它催生了接下来几十年间发现新感冒病毒株的热潮。

我们现在知道，感冒并不是由单一病毒而是由至少五种不同科属的病毒引起的。多年来，通过在培养基里培养这些病毒，其中半数以上都已得到鉴定。但多亏DNA技术的突破性进展，研究者们才得以简单快捷地鉴定新病毒株。聚合酶链反应（polymerase chain reaction，PCR）是一种能让科学家们在几小时内把一段特定的DNA序列复制几百万次的技术。有了PCR的帮助，科学家们已发现了更多前所未知的感冒病毒，其中有博卡病毒（bocavirus，一种细小病毒）、人类偏肺病毒（human metapneumo virus，hMPV，

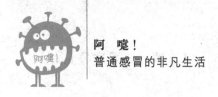
最早在 2001 年发现，但可能已经在人类中传播了至少 50 年），还有很多新的鼻病毒株。

20 世纪 90 年代前，由于病毒检测和确定技术不够敏感，科学家们误以为鼻病毒在疾病中所起的作用无足轻重。"但随着更好的致病病毒检测技术问世，我们才发现，原来鼻病毒是诸多严重疾病的主要致病因子。"比吉特·温特说。得益于 PCR 技术，过去通过其他手段无法检测到的鼻病毒开始从四面八方冒了出来，它们是导致哮喘、中耳炎（耳部感染）和急性鼻窦炎的元凶——或至少是帮凶。2007 年，一批来自威斯康星大学的儿科医生发现，在严重患病的婴幼儿体内检出的鼻病毒中，有半数以上都是之前不为人知的病毒株，其中多达 50 株可组成一个新组别，即所谓 C 族鼻病毒。而且，也许引发成人感冒的病毒中，有半数以上仍亟待鉴定。

看来，敌人，不是一个，而是一众。

鼻病毒族病毒是迄今为止最常见的感冒病毒，约莫半数以上的感冒都是由它们引起的。这个家族是个名副其实的病毒超级群体，由 100 种以上基因型各异、响应不同抗体的病毒株组成（有些科学家推断鼻病毒的血清型可达 200 种）。2007 年，研究者宣称他们已经测得了鼻病毒的基因组序列，揭开了它们秘密的冰山一角。鼻病毒家族的高明之处是拥有大量的变异株。我们的免疫系统生来就是为了识别抗原——病毒、细菌和其他入侵物表面小小的标签蛋白或标志物。当我们与携带特殊标签的病毒狭路相逢时，免疫系统就会针对其标签专门打造出一整套抗体武装。但这些抗体并不会识别除此之外的其他标签。这就是鼻病毒的高明之处：不同鼻病毒株很可能共用很多相似的、对免疫系统来说是固定标签的要素；但是，每一种病毒株都会秀出一小段不同的诱惑性标签，而这实质上就分散了免疫系统的注意力。这有点像戴着长鼻子面具的银行劫匪，罗恩·特纳解释说。长鼻子是如此令人分心，目击者都回忆不起来劫匪的头发长什么样儿了。尽管所有的鼻病毒都披着一头金发，但每个都戴着略有不同的小小的鼻子面具，乃至一心只盯着鼻子看的免疫系统竟无法辨别出似曾相识的鼻病毒。所以，谈到免疫力，不同鼻病毒株之间并不存在交叉保护作用①。

这么说来，传染病的世界，有点像一个由月度风云感冒病毒组成的俱乐部。每年的流行病大潮由鼻病毒在 9 月率先掀起，紧接着副流感病毒在 10 月、11 月开始大规模肆虐。冬季则见证了呼吸道合胞病毒、人类偏肺病毒、流感病毒及冠状病毒的兴起。随后，鼻病毒在翌年卷土重来，在三四月间引发一小波流行，标志着一轮周期的终结。而夏天，则是肠道病毒的天下。

而大家习以为常的季节性感冒暴发，实际上不过是一个个由大量不同病毒以相似方式肆意传播造成的微型流行病爆发的总和。甚至区区一个小镇在一个感冒季里都有多达 80 种不同的病毒性血清型（与这种"结伙行动"传播模式形成了鲜明对比的是，一种流感病毒的传播通常会取代前一种，这样就只有一两种流感病毒会同时流行）。事实上，研究者们发现，一个家庭里都可能有一种以上的鼻病毒株在传播——孪生病毒让家中的兄妹成了难兄难弟。即使是单个人身上也可能同时携带一种以上的感冒病毒，不过目前尚没有理由认为病毒剂量加倍会令感冒更为严重。

不同的病毒对寄居地似乎也有不同的偏好。鼻病毒喜欢待在温暖舒适的鼻咽部，副流感病毒喜欢喉头和气管，呼吸道合胞病毒偏好肺小气道，流感病毒则喜欢肺本身。每个病毒都可引起一系列的症状，从轻微的咳嗽、打喷嚏，到出现跟流感一样严重的病症。举例来说，流感病毒可导致普通感冒，而鼻病毒却可引发类似流感的症状。罗恩·特纳猜测，这些差异归根到底可能不单单缘于被感染者自身的特质——年龄和易感性，还有感染位点的原因。一个通过气溶胶被吸入并扎根于主呼吸道的流感病毒，可能会导致典型的流感症状；但如果是通过直接接触而进入鼻子，它可能只会引起轻微的感冒症状。

在分析了大量感冒病毒后，科学家们有了些非同寻常的发现。他们原以为鼻病毒与流感病毒看起来会很相像，而实际上，鼻病毒长得更像脊髓

---

① 交叉保护作用，英文为 cross-protection，是指两种病毒感染一种寄主时，先入侵的病毒能够保护寄主不再受第二种病毒的侵染。——译者注

灰质炎病毒，且它们共用一半以上的基因。鼻病毒不如脊髓灰质炎病毒那样作恶多端，因为包裹鼻病毒表面的蛋白在温暖、酸性的肠道环境中已经失去了生存能力，鼻病毒通常最乐意待在较凉爽的鼻孔里。人类偏肺病毒本源于鸟类，约在两个世纪前突破了种属屏障（species barrier）。呼吸道合胞病毒最初从感冒的黑猩猩身上分离出来，可引发成人的轻度感冒。但对儿童而言，这种病毒感染常常发展为肺炎或支气管炎，尤其是在冬天。

这还有个令人震惊的新发现：某些种类的腺病毒似乎不止能引发充血，还能引起肥胖。三种腺病毒通常只引发普通感冒的症状，但对 20% 的人群而言，它们还会影响人体内的脂肪细胞形成率，起着把干细胞转换为脂肪细胞，从而增加体脂储存量的作用。所以，即便吃的食物一样多，被腺病毒感染的人也要比未受感染的人体重增加得快得多。这个发现——至少对我而言——唤起了噩梦般的情境：在电梯里被别人的喷嚏喷了一脸，竟成了感冒和发胖的双重诱因。

虽然这些感冒病毒在遗传信息和组成上都差异巨大，但它们却都过着寄生的生活，为了生计而压榨人类细胞，与此同时把我们的生活搅得痛苦不堪。但把我们遭的罪全怪到病毒头上公平吗？科学研究显示，恐怕并非如此。

→ 注　释 ←

鼻病毒大小类比来自：Tyrrell (2002), p. 109.

本杰明·富兰克林关于感冒的的沉思写于一封致本杰明·拉什的信中，该信写于 1773 年 7 月 14 日。

感冒研究的详细历史可参见：Tyrrell (2002). 此外，还有 A. Spickard, "The common cold: Past, present, and future research," *Chest* 48(5) 545–549 (1965)；P. H. Long, "Etiology of acute upper respiratory infection (common cold)," *J Exp Med* 53: 447– 470 (1931).

关于乔治·吉·杰克逊的引述来自：G. G. Jackson, "Understanding of viral respiratory illnesses provided by experiments in volunteers," *Bacteriol Rev* 28(4): 423–430 (1964), p. 423.

德凯的观察发表于：A. R. Dochez, "Studies in the common cold: IV. Experimental transmission of common cold to Anthropoid apes and human beings by means of a filtrable agent," *J Exp Med* 52: 701 (1930).

　　我对感冒研究所的建立和其所做的研究的叙述出自：Tyrrell (2002); D. J. Tyrrell, "The common cold—my favorite infection," *J Gen Vir* 68: 2053–2061 (1987); Andrewes (1973); 及我对安吉拉·格林斯莱德和珍妮特·威尔逊–沃德的采访。波顿唐的相关信息可在英国国防部的网站上找到：http://www.mod.uk/DefenceInternet。关于波顿唐的测试和神经毒气研究可在 BBC 新闻网页上找到：http:news.bbc.co.uk.

　　泰瑞尔对人类鼻细胞的评论出自泰瑞尔的书：Tyrrell(2002), p.72.

　　鉴定鼻病毒的竞争请参见：Gwaltney (2002); J. M. Gwaltney and W. S. Jordan, "Rhinovirus and respiratory disease," *Bacteriol Rev* 28(4): 409–422 (1964); W. Pelon, "A cytopathogenic agent isolated from naval recruits with mild respiratory illness," *Proc Soc Exp Biol and Med* 94: 262–267 (1957); W. H. Price, "The isolation of a new virus associated with respiratory clinical disease in humans," *Proc Natl Acad Sci* 42(12): 892–896 (1956)。我对普赖斯做出的发现的叙述出自：Donald G. Cooley, "Visit to a common cold laboratory," *New York Times*, November 3, 1957; "Medicine: Cold war breakthrough," *Time*, Sept. 30, 1957.

　　关于多种鼻病毒株的新发现的讨论，请参考：K. E. Arden and I. M. MacKay, "Human rhinoviruses: coming in from the cold," *Genome Medicine* 1: 44 (2009); A. Kistler, "Pan- viral screening of respiratory tract infections in adults with and without asthma reveals unexpected human corona virus and human rhinovirus diversity," *J Infect Dis* 196(6): 817–825 (2007)。美国威斯康星大学关于在患病的婴幼儿中检出未知鼻病毒株的研究发表于：W. M. Lee et al., "A diverse group of previously unrecognized human rhinoviruses are common causes of respiratory illness in infants," *PloS ONE2*(10): e966 (2007)。多株鼻病毒在同一家庭内传播的研究发表于：V. Peltola, "Rhinovirus transmission within families with children," *J Infect Dis* 197(3): 382–389 (2008)。关于鼻病毒基因组测序的报告可参见：C. Tapparel et al., "New complete genome sequences of human rhinoviruses shed light on their phylogeny and genomic features," *BioMedCentral Genomics* 8: 224 (2007).

　　感冒病毒的季节性出自：J. M. Gwaltney and in R. Eccles, "An explanation for the seasonality of acute upper respiratory tract viral infections," *Acta Otolaryngol* 122: 183–191 (2002)。关于人类偏肺病毒演化的研究出自：M. de Graaf et al., "Evolutionary dynamics of human and avian metapneumoviruses," *J Gen Virol* 89(Pt 12): 2933–42 (2008)。腺病毒有可能引发肥胖的信息发表于：R. L. Atkinson, "Viruses as an etiology of obesity," *Mayo Clin Proc* 82(10): 1192–1198 (2007)。把病毒形容为"赊来的生命"的比喻来自法国斯特拉斯堡大学的病毒学家 Marc H.V. van Regenmortel 及美国疾病控制与预防中心的 Brian W. J.，该比喻被 Luis Villarreal 引用于 2004 年 12 月出版的《科学美国人》98 页的 "Are Viruses Alive" 一文中.

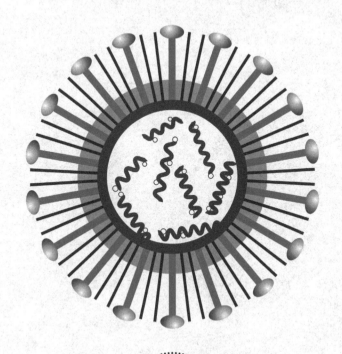

第四章

一 团 乱 麻

"不要在身外寻觅疾病了；因为疾病根植于我们自身。"

——塞内卡族人（Seneca）

感冒的苦恼你再熟悉不过了：先是感觉喉咙上像卡了个倔强的小拳头一般，吞咽时感到疼痛。再是出现鼻塞和充血，随后喷嚏不断，鼻涕不止，鼻孔也发红了。感冒症状通常在第三天时最为严重，之后再持续扼杀我们三四天的好光景，有时甚至更久，尤其是对儿童而言。

世上可能有 200 多种感冒病毒，但不论是哪种病毒引起的传染，症状都大同小异。为何如此？这并不意味着病毒都很相像。我们最近才了解到，答案就在老 *POGO*[①] 漫画的台词里："我们遇到了敌人，但它却是我们自己。"

直到几十年前，科学家还假定任何疾病的症状都是由病毒或它们产生的毒素引起的，感冒病毒也不例外。毕竟，鼻病毒在细胞培养基里杀死了细胞。"我们那时候都假定，当你患上重感冒时，你的鼻子就从内部土崩瓦

① *POGO*，一部长期连载的美式漫画，由美国动漫家沃尔特·凯利（Walt Kelly, 1913—1973）创作，Pogo 既是漫画的标题，也是其主角的名字。——译者注

解了。"比吉特·温特说。感冒的痛苦被认为是病毒破坏无辜鼻腔内膜细胞的结果——正如流感的痛苦起源于病毒对下呼吸道细胞的破坏一样。

不过，这是在温特和她的丹麦同事思忖用最不同寻常的方式探查鼻子之前。当时，温特还是医学院的学生，她在哥本哈根大学跟随鼻腔活组织检查专家尼尔斯·米京德（Niels Mygind）学习。米京德用鼻腔活组织检查这项技术来证明，在鼻腔内喷洒类固醇能缓解过敏症状。米京德建议温特仔细观察感冒如何对鼻腔内膜造成破坏。因此，温特和她的同学就开始比对正常鼻组织和受感冒伤害的鼻组织。他们给 56 位患严重感冒的人做了鼻腔活组织检查。两个星期后，等这批人康复时，他们又做了同样的检查，之后，用普通光学显微镜和强大的电子扫描显微镜给两批样品做了盲检[①]。

这些鼻腔检测的结果如何？"我们都大跌眼镜，"温特说，"我们没在任何样品中找到鼻腔内膜细胞受损的证据。当我在光学显微镜下观察来自处于感冒第二天和第三天的患者的鼻腔样品时，我的确看到了大量涌入的中性粒细胞（一种白细胞）。这种细胞与流鼻涕、打喷嚏和其他症状同时出现。但感冒患者和正常人的鼻腔上皮细胞看起来却都完全正常。"

"这完全出乎了我们的预料，我们寻思：'哎，到底哪里做错了呢？'我花了很长时间才最终承认，我们的发现是对的。"

证明鼻病毒"无辜"的证据在其他地方也开始涌现。举例来说，在感冒患者的鼻腔内，只有数量非常稀少的细胞显现出了病毒复制的征兆。"一些像流感病毒这样的病毒的确能对人体造成直接伤害，"小杰克·格沃特尼说，"它们对呼吸道上皮细胞有巨大的破坏力。"其他病毒则只会感染为数不多的鼻腔内膜上皮细胞，造成的伤害很小。鼻病毒就属于这一情况。"鼻病毒并不像我们预想的那样会撕裂细胞，"格沃特尼解释道，"相反，它们开启了体内一些正常情况下并不活跃的进程。"这些所谓的炎症反应进程能帮助人体抵御或摧毁病毒——但它们同时也会让人遭罪。

---

① 盲检的意思是在检测时隐去被抽检样品的标签，以保证检测结果的客观、公正。——译者注

这可给鼻子最难解的秘密之一打了一记重拳，并由此开启了全新的感冒理论：感冒症状根本不是由病毒的破坏性影响造成的，而是由人体对这些病毒入侵者的反应所致。

换句话说，感冒是由我们自身造成的。面对病毒，人体会启动炎症级联反应①来响应。接下来究竟会发生什么？如果要画图解释的话，可能得用上一面巨大的白板和好几只马克笔。简单来说就是：人体细胞会释放出一批复杂的化学物质，它们被称为细胞因子。这些小小的类激素物质会循环遍布全身，诱导和调节我们的免疫反应，动员白细胞消灭病原体。有些细胞因子（如干扰素）可通过阻止病毒在细胞内复制来直接攻击病毒。其他细胞因子（"致炎性细胞因子"）就像挑衅邮件一般，会激活免疫活动。应对这些愤怒的讯息，身体会"引燃"自身的细胞和组织，使我们流鼻涕、咳嗽、疼痛——所有这些都是烦人的感冒症状中的一部分。因此，我们的免疫防卫反倒成了疾病，兑现了*POGO*漫画中的那句台词。

格沃特尼说，实际上，只要存在人体对抗病毒过程中正常产生的一系列混合物，无需任何感冒病毒，你也可以炮制出一场人造感冒。混合物的配方包括：一大扎能加速免疫系统运转的致炎性细胞因子，其中有微量可引发咽痛、充血、流鼻涕的激肽；少许能引发咳嗽的前列腺素；一点可刺激打喷嚏的组胺；最后，外加一丁点能引发嗜睡症状的白细胞介素。

一场真正的感冒是从感冒病毒进入你的咽喉，并黏附于咽喉的腺样体细胞开始的。作为反击，细胞会产生激肽，激肽会刺激神经纤维，引起干燥刺痒之感，而这就是得感冒的征兆。随后，感染进一步扩散到你的鼻腔。在鼻腔内，湿润的黏膜层上皮细胞会变为强大的小小中间人，启动体内细胞因子和白细胞的动员机制，拉开级联反应的序幕。

最终，这种炎症反应会演变成一场全面的"自适应"免疫反应，导致特定抗体的产生，该抗体将会保护你免受引起这次炎症反应的病毒的再度

---

①　级联反应（cascade）是指在一系列连续事件中，前面一个事件能激发后一个事件的反应。——译者注

感染。抗感染的白细胞，即 T 淋巴细胞，会火速从血液和淋巴结赶往感染部位，开始消灭被感染的细胞和入侵的病毒。T 淋巴细胞一到，就释放出自身产生的能动员 B 淋巴细胞的细胞因子。这种炎症反应使得抗体能有针对性地突击某一种特定的感冒病毒。虽然抗体事实上并不会立即参与对抗病毒的战斗，但它们在人体与病毒再次相遇时会变得非常有用。细胞因子激发 B 淋巴细胞，促使其成倍扩增，产生大量抗体。几天之后，病毒的气焰终于平息下来，同时免疫细胞也开始收兵。剩下的只是由抗体和产生抗体的 B 淋巴细胞所携带的针对这种病毒的永久性记忆。如果你与这种病毒再次狭路相逢的话，还没等它造成感染，你的身体就会将其立即消灭。

　　一些科学家在 2008 年开始关注人体细胞在对抗感冒病毒的过程中到底发生了什么变化，他们发现基因活动之旺盛令人惊讶。这支科学家团队审视了人类基因组里的每对基因——每个细胞内都包裹着数以万计的基因——看感冒患者的基因产物与正常人相比是更多还是更少。他们发现，感冒患者的免疫系统严重超速运转。感染 48 小时后，感冒患者组中约有 6530 对基因对的表达产生了变化。团队将活性基因按功能分类后，发现有许多基因负责编码致炎性细胞因子，而它们在趋化过程起到了一定作用（趋化过程就是将免疫细胞召集到传染部位的过程）。其他基因则编码能平息炎症反应的细胞因子；还有一些编码强大的抗病毒复合物，它们能直接抵御感冒病毒和流感病毒。

　　换句话说，免疫系统有点像有机的因特网——它是一个十分复杂、交错关联的通讯系统，里面有不同种类的细胞和分子，它们能用各种方式应对病原体。不管应对何种感染，健康的免疫反应的关键就在于恰到好处地调节各个角色，使其达到微妙的平衡。

　　这个观点值得我们退一步来好好分析一下。对感冒起因的误解可能会导致公众全盘接受行业广告所鼓吹的不可靠的论断，说这种谷类或那种膳食补充剂可通过"增强"人体免疫系统来抵御感冒。举个最近的例子：家乐氏公司（Kellogg）在猪流感疫情暴发时竭力把可可米推广为"免疫助推器"。

2009 年，这家公司把巧克力味加甜谷物中 4 种维生素的含量从推荐每日用量的 10% 增加到了 25%，而且还在外包装上印了一个黄色的标语："从现在开始，帮助增强您孩子的免疫力。"玛丽昂·奈斯特（Marion Nestle）等营养学专家对此难以苟同，她在博客中写道："所有的营养元素都与免疫反应有关，但可可米能保护您的孩子免于感冒或猪流感的可能性有千分之一吗？我倒真希望有。"

小杰克·格沃特尼说："如果膳食补充剂或谷物这样的东西真有一种魔力，能使你的身体立即产生抗体（是不是针对特定病毒的抗体还不好说），那简直太棒了。但事实并非如此。"市面上的大多数产品都吹嘘能提升免疫力。即便这些产品的确含有已知能改变免疫系统组成的成分，目前也仍没有证据证明这些成分确实能加强抗感染的免疫保护作用。哪类细胞最该被激发，激发到多少量？没人知道。我们确切知道的是，提升免疫系统中的任何原有成分并不一定是好事。如果恼人的感冒症状是你自身炎症反应的结果，那么加强这种反应以期预防或缩短感冒周期的这个论断在科学上就说不通了。实际上，根据我们对感冒症状起因现有的认知，你最不应该做的，就是以增加致炎性细胞因子数量的方式来打乱体内平衡。比吉特·温特有一次跟我说起她哥本哈根大学的一位同事的经历，他那时候决定尝试用免疫增强药物来克服感冒。"他跟我说他一辈子都没有病得那么严重过，"温特回忆道，"的确如此，如果我们让白细胞更好地工作，我们就要经受更强的免疫反应，经受更严重的感冒症状。"

那么，人体对感冒病毒的自然反应产生的结果通常是怎么样的呢？

* * *

打喷嚏——"大自然的小喇叭"

许多语言对空气被急速吸入后爆炸性地释放这一普适现象都有一个对

应的拟声词。它在希伯来语里叫 apchi，瑞典语叫 atjo，俄语里叫 apchkhi，日语里叫 hakushon，韩语里叫 achee，塞浦路斯希腊语里叫 apshoo。打喷嚏，可以说是"大自然的小喇叭"，或更正式点的说法是喷嚏反射。只要不是花粉过敏或严重感冒等糟糕的情况，打喷嚏就像挠痒痒——是大自然最令人满足的甜蜜举动之一。打喷嚏通常在感冒的第二天或第三天最为严重。

正如托马斯·布朗（Thomas Browne）爵士在 17 世纪所说，"那个在别人打喷嚏后行礼和祝福的风俗"有一段漫长而显赫的历史，一方面是源于其当时被看作某种预兆，可好可坏；另一方面则源于其与胸腔疾病的关联，"当该疾病被证明为致命时，与其关联的喷嚏也就被视作是致命的了"。

从前，一个好的喷嚏被视为是大脑释放出有毒蒸气所不可或缺的（你能领会这一点，喷嚏感觉上有净化和驱邪的功能）。但现在我们知道，喷嚏还有更市井的起源，即被鼻腔内的致炎性化合物所激发。敏锐的感觉神经将喷嚏讯息传入位于脑干髓质区的特定中枢，该中枢负责调控喷嚏反射——同时也是可他敏（Benadryl，苯海拉明）这类老式抗组胺药平息喷嚏的作用位点。

激发喷嚏反射可不是件容易的事，格沃特尼说。他当然知道这一点：他已经试遍了所有办法，不管是给人们的鼻子挠痒还是让人们用鼻子吸入辣椒。唯一始终管用的方法就是把组胺置入鼻腔内膜中。如此说来，喷嚏看似是由组胺引发的。"但是，并没有征兆显示感冒期间鼻腔分泌物的组胺含量会像过敏反应时一样出现大幅攀升，"格沃特尼指出，"相反，可能的情况是，感冒期间身体对鼻腔内组胺的敏感度要高于平时。"

喷嚏反射中枢一旦被激发，就将触发面部神经和位于膈膜及胸腔的呼吸道肌肉的反射：双眼紧闭，面部扭曲，空气被急速吸入，随后被爆炸性地喷出，然后鼻涕不由自主地淌出。

鼻塞和流涕

一般的感冒患者一天就可以轻轻松松用掉二三十张纸巾，来堵住如瀑

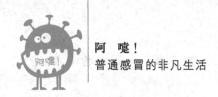

布般流个不停的鼻涕。古代的人认为，鼻涕这种浆液是经由鼻上方的颅骨筛板上如瑞士奶酪般的小孔过滤后，从颅腔渗入鼻腔的。事实上，讨人嫌的鼻涕是由黏液腺和血浆产生的水样液体组成的；当炎症介质使毛细血管壁上的细胞"打开拉链"，其大小刚好能允许血浆而不允许红细胞通过时，血浆就趁着这个当口通过鼻腔渗出。感冒期间，血浆渗透量会增加近百倍，它们携带着含多种致炎性化合物的混合体，刺激鼻子内部和周围的痛觉神经纤维，同时对皮肤造成刺激。

令人吃惊的是，鼻腔内的腺体和鼻窦每天通常会分泌多达几夸特①的黏液。这种黏液是由水、脂质、糖类和被称为黏蛋白的糖蛋白组成的黏稠混合物，能帮助我们的鼻腔黏膜保持湿润，同时把附着在呼吸道上的细菌和尘土扫入咽喉，送往胃中（我们每天通常吞入约1夸特的量）。幸运的是我们对此毫无知觉，只有感冒期间身体成倍增加这种黏液的产量，才让我们意识到这件事。

虽然黏液是一种神奇而又必不可少的混合物，我却毫不珍惜它——不管它是来自我的鼻子还是其他人的。但显然，自然会有人珍惜它。2008年冬天，为了宣传新片，斯嘉丽·约翰逊（Scarlett Johansson）尽管被一同出演的明星传染了重感冒，但仍然带病参加了《杰·雷诺今夜秀》（*Tonight Show with Jay Leno*）节目。她从不低估自己作品，于是一时冲动，决定在易趣网上拍卖自己用过的纸巾。起拍价为0.99美元，83轮竞价后，纸巾以5300美元成交。这无疑是世界上最昂贵的一笔鼻涕手帕交易，其货款将捐赠给慈善机构。

与流行观点相悖的是，喝牛奶不会增加感冒期间鼻涕的分泌量，而且鼻涕颜色的改变也并不预示着严重的问题。小孩子的鼻子上经常挂着的绿色黏液（当看见它出现在我女儿身上时，我通常会让她戴上手术用口罩）并非如一些医生所想的那样，是细菌感染的标志。相反，它反映的是免疫反应的强度：当越来越多的多形核白细胞被召唤到鼻部时，黏液的颜色就会

---

① 夸特，美制计量单位，1夸特等于32单位美制液体盎司，约合946毫升。——译者注

从无色变成黄色最终变成绿色。黏液的橄榄绿色泽则来自这些细胞所携带的绿色含铁酶。

如果你坚信你那被感冒折磨的孩子流的鼻涕要比你多得多，那么你是对的。孩子鼻腔内黏液腺体的数量跟成人一样多，但黏膜面积却小得多，这就降低了将黏液运送回咽喉后端的能力，从而导致涕流不止。对孩子而言，鼻子上淌着哗啦啦的鼻涕其实不必担心，除非鼻涕持续地只从一个鼻孔流出。因为后者可能预示着孩子的这个鼻孔被一粒豌豆或橡皮擦等其他小的物体塞住了，而鼻腔分泌物则是身体想要排出阻塞物所作出的努力。

为什么流鼻涕能让人如此苦恼呢？正如作家玛格丽特·维瑟（Margaret Visser）所说："我们的文化令我们非同寻常地执着于区分固体和液体。任何介于这两种形态之间的东西都很容易遭到我们的厌弃，尤其是这种东西跟我们的身体有关时：比如眼泪，因其自由流淌，所以没问题；可换作黏稠的痰液或鼻涕，那可就不行了。"另外，流鼻涕的鼻子两侧鼻翼会变得肿胖且发红，它们矗在脸的正中央会引来不必要的关注，我们大多数人都希望能把鼻翼那囧样给忘了。如果你也有同感，那么想想果戈理[①]故事中可怜的柯瓦廖夫吧，有一天他突然发现他的鼻子离开他去追寻自己的事业了，鼻子的前主人只剩下一张扁平的脸，只得垂头丧气。

顺便提一句，感冒所导致的流涕和我们在冷天气时散步、慢跑或滑雪冻出来的鼻涕是截然不同的。低温诱导的鼻炎（cold-induced rhinitis），或者说滑雪者的鼻子，可由运动、压力、辛辣食物，尤其是暴露于干冷的空气中引起。"这种鼻涕本身并没有什么用处，"杜克大学的生物人类学家史蒂芬·丘吉尔（Steven Churchill）说，"但它其实是一个重要功能的副产物，这个功能就是给吸入肺部的空气加温、加湿。"

先岔开话题一会儿：进入你肺部的空气温度需达到体温，而湿度则要达到 100%。如果吸入的空气十分寒冷，你的鼻子就得加倍工作使空气达到

---

① 此片段出自俄罗斯作家果戈理（Nikolai Vasilievich Gogol）的小说《鼻子》，他善于描绘生活，将现实和幻想结合，作品兼具讽刺性和幽默，代表作为《死魂灵》。——译者注

要求。当你吸气时，干燥寒冷的空气会接触到你鼻腔内湿润的组织。你鼻甲内的血管会扩张，黏膜组织则会膨胀，腺体会分泌更多黏液，而黏液随即蒸发，润湿尚未进入肺部的空气。当你呼气时，这些刚刚被加温润湿的来自肺部的空气再度冷却。水分重新凝结在黏膜上，以便下次吸气时再给空气加湿。问题是，有些人的鼻子非常擅长执行这个任务，以至于在一个寒冷的日子里，水分重吸收的速度超过他们利用多余水分给干冷空气加湿的速度，而多余的水分就会积聚在鼻道内，然后令人尴尬的鼻涕就开始流了。

正如丘吉尔所发现的那样，有的鼻子比其他的更容易流鼻涕，很大程度上是由于鼻内结构所产生的气流差异。鼻内气流增加了流动空气与黏膜接触的机会，有利于温度和湿度的交换。

这一点值得三思，因为丘吉尔的研究是一个好例子，它阐明了科学家为揭开鼻子的奥秘是如何竭尽全力的。为了彻底搞清鼻子的构造如何影响气流，丘吉尔设计了一个非比寻常的模型。他购置了十具尸体——六男四女——把他们的头倒放过来，用泥土堵住咽喉，并把熔融的金属灌入他们的鼻中。他持续浇铸，直到熔融的金属充满了鼻腔通道，随后他把这部分切下来，酸溶①后除去所有组织。这样，根据获得的鼻内空腔阳模，丘吉尔制作出了解剖学特征准确的鼻腔通道的丙烯酸模型。最后，他把模型按解剖学位置浸入水槽中，一边将经染料着色过的水吸入鼻腔通道模型中，一边拍摄水流的去向。

丘吉尔用这种方式发现，在鼻腔通道较大、鼻孔向内勾的鼻腔结构中，能提高鼻内湿气交换的素流最为明显。科学家此前已知，鼻腔结构的地域性差异是对气候的一种适应，这一点与之吻合。"适应干燥寒冷气候的人群倾向于有较大、较突出、鼻孔向内勾的鼻子，"丘吉尔说，"而适应炎热潮湿环境的人则鼻子较小、较扁平，鼻孔也外翻一些。"所以说，如果你发现自己突然想擤鼻涕，而外面并不冷，你也很健康，那么毋庸置疑，怪你的

① 酸溶（macerate）是指用酸溶解掉骨骼中矿物质的过程，剩下的有机质很软，便于去除。——译者注

祖先去吧。

至于鼻子的大小和形状对感冒的影响，罗恩·埃克尔斯（Ron Eccles）回顾了鼻子结构与感冒及其他呼吸道疾病易感性的相关文献后发现，两者并无关联。"鼻子的比例虽然在美学上很重要，"他总结说，"但对鼻科医生来说似乎意义不大。"

一个典型的感冒患者在感冒前三天每天平均要擤 45 次鼻涕，尤其是打喷嚏后。我们已经知道，用力擤鼻涕并不是个好主意。这并不会减轻令人呼吸不畅的鼻塞感，因为鼻塞感并不是由过多的黏液引起的，而是海绵状鼻甲上血管肿胀的结果。也许更重要的是，有研究显示，用力擤鼻涕会把含大量病毒、细菌及可引发炎症的化合物的黏性鼻腔流体喷入鼻窦中，由此可引发继发性细菌感染。所以擤鼻涕时动作最好轻柔些，而且最好一次只擤一个鼻孔。

事实上，感冒几乎不可避免地要涉及鼻窦，但由此引发继发感染还是很罕见的（只有约 2% 的可能）。前段时间，小杰克·格沃特尼用电脑断层摄影术扫描了感冒早期患者的鼻窦腔。令人意外的是，他发现 87% 的感冒早期患者鼻窦都存在异常状况——厚厚的物质黏附于鼻道壁上，堵塞了鼻通道。这些通道正常情况下直径跟铅笔芯一般粗，所以阻塞它并不难。黏液通常以令人目眩的每分钟 1 厘米的速度移动。在不用抗生素治疗的情况下，绝大部分的鼻窦异常在几周内就会完全消失或显著改善。但这并不是说，人们不会因为感冒并发症而患上细菌性鼻窦炎。"只是感冒肯定会部分涉及鼻窦，而鼻窦简直可以说是感冒这种病症不可或缺的一部分。"格沃特尼说。

可能是与感觉神经相连的鼻窦在引流过程中气室压力的变化或血管压力的变化，引起了鼻窦疼痛。

这些鼻塞、呼吸不畅的症状使有些人失去了嗅觉。在 1960 年第一场嗅觉电影[①]上映时，喜剧演员亨尼·杨曼（Henny Youngman）应该也算品尝了

---

① 嗅觉电影（Smell-O-Vision Film），是一种集嗅觉和视觉于一身的电影放映系统，它在电影放映过程中会释放相应的味道，以便观众能身临其境地闻到电影中的嗅觉效果。——译者注

嗅觉被剥夺的滋味。这部电影吹嘘说它有一个气味轨道，能激活有大蒜、烟草、鞋油等味道的小瓶。但杨曼给的影评却是："我没法理解这部电影。因为我感冒了。"

咳嗽

谁没有过这种恼人的情况——在一个演奏大厅里、在会议室中、坐在正式晚宴的席位上——试着忍住咳嗽？这就好比要按住沸水锅的盖子一样。对它的物理学特性没有争议。咳嗽是咽喉以下的感受器受到刺激后产生的不可抑制的反射。这是一种保护性反应，目的是把肉屑或黏液等刺激物清除出呼吸道。但这并不是一个简单的反射。受刺激的神经先给脑干上的咳嗽中枢发送信号，引发气体的突发性吸入，随后膈膜肌迅速收缩。声门（即咽喉的开口处）迅速关闭，肺内压升高。随着声门突然间重新张开，一阵迅疾的气流即刻从肺部以超过每秒 2.5 米的速度喷溅而出，卷走所有多余分泌物和其他需被喷出的东西。

然而，由感冒引发的咳嗽通常干燥无物，这类咳嗽出现在约 1/3 的感冒患者身上，它非但没有作用，反倒还会干扰人们的睡眠，打断人们欣赏高雅的巴赫清唱剧等诸如此类的事。这种咳嗽是由体内的炎症反应扩散到咽喉所致。那些讨厌的炎症介质会在我们的呼吸道感觉神经末梢"挠痒痒"，使它们反应过度，对通常会忽略的刺激物也产生反应——如唾液。咳嗽通常在正午和下午 6 点间最为严重，在半夜到清晨 6 点间也会间歇性发作。咳嗽的严重性大概在感冒第四天达到顶峰，不过有研究显示，对约 25% 的人来说，严重的咳嗽症状可持续达两周。正如奥格登·纳什所说，"当你以为咳嗽快完了，又一个咳嗽来袭了"。

最恼人的事莫过于我们无法控制咳嗽的冲动——这种现象使一些音乐会和戏剧爱好者随身携带充足的润喉糖，以便递给咳嗽的观众（这些人也被称为"维克斯①巡逻员"）。《纽约客》杂志的"小镇话语"节目有一次讲

---

① 维克斯（Vicks）是一家生产止咳类非处方产品的美国公司。——译者注

过一个关于维克斯巡逻员的故事。讲的是一位年长的女士，她 20 年来雷打不动地参加周五下午的音乐会，一直坐在卡耐基音乐厅包厢的同一个位置。在一次周五音乐会上，当旁边的一位女士忽然一阵阵地咳嗽时，这位"巡逻员"从袋中摸出一片糖沿着过道传递给了她。那位女士很感激地吞下了，她猛烈的干咳也止住了。音乐会结束后，"巡逻员"才发现原来她一时疏忽，递给那位女士的竟是花商用于延长花束生命力的药片。

有些人把持续性咳嗽怪罪到鼻后滴注（postnasal drip）上，即薄层黏液以每天 1 夸特的量从鼻腔倒流至下咽部，由此产生的症状用一位 19 世纪耳鼻喉科专家的话来描述再贴切不过了——"鼻腔后部产生深深的充实感，小舌和两腭则伴随持续的瘙痒刺痛"。其实我们一直都有鼻后滴注的症状，只是通常我们在不知道的情况下默默地咽下了黏液；而感冒期间，黏液聚积可导致刺激并引发咳嗽。但有人对鼻后滴注的解释并不买账。举例来说，南曼彻斯特大学医院（University Hospital of South Manchester）的菲尔·琼斯（Phil Jones）写道："胸科医师——为他们的小棉袜祈福吧——到现在似乎还认为，多余黏液会聚集在小舌处默默等待，趁声带带动嘴巴张开的时机（鼻子毫无疑问会被堵住）跳下，流入咽喉中。"琼斯说，鼻后滴注虽然跟咳嗽相关，但不一定是致病因。对于感冒来说，这些致炎性化合物的逗留可能是出于未知原因，从而导致呼吸道发炎，让咏叹调变了味儿。

耳朵堵住了

在差不多 75% 的鼻病毒感染案例中，人们会在感冒第二天出现中耳腔内压力异常的状况——除非你是飞行员或者宇航员，不然这种情况一般并无大碍。第二次世界大战期间，詹姆斯·拉夫洛克接到指示，要尽量预防感冒在美国空军中流行，他们即将驾 B-17 型号战斗机飞往被德军占领的欧洲。詹姆斯在他的回忆录中写道，有人可能会觉得奇怪，为什么像感冒这样微不足道的小事会在战争中备受重视。实际上，这并非官僚作风犯的错，而是为了应对乘务员在 2 万英尺高空无增压机舱内因感冒导致的耳部疼痛问

题。飞机升空过程中，感冒引发的充血会阻止中耳内多余压力的正常释放，导致耳膜扩张，从而引起耳部疼痛。

当肿胀或充血堵住了耳咽管时，就会产生耳压问题。耳咽管是一个个连接中耳内空腔与鼻腔后方的狭窄通道。这些管道通常是关闭的，只有发生吞咽动作时才张开，这样可以让新鲜空气进入腔室，使你中耳内的耳压和你头外的大气压保持平衡。但一旦耳咽管被堵，耳内外气压就无法很好地平衡。通常情况下，随着充血缓解，异常气压差会自行消解。但如果堵塞时间过长的话，流入中耳空腔的液体可能会引发感染。

很多人都经历过感冒时坐飞机的耳部不适，但这跟 B-17 型号战斗机飞行员所遭受的痛苦可不能相提并论。多亏现代飞机机舱内的气压均衡技术，使舱内气压绝少低于 5000 英尺高空的气压水平。但不管怎么说，带着严重感冒坐飞机可不是件趣事。飞机上升和下降过程中的气压变化可导致严重的窦性头痛，也可导致中耳内郁积空气，造成耳部疼痛或头晕。在飞机起飞前 30 分钟使用口腔或鼻腔解充血喷雾或许会管用，它能帮助鼻腔黏膜收缩到一定程度，使气体进入鼻窦，同时也使鼻窦排干黏液。如果你耳压没有失衡得特别厉害，那么你可以试着经常吞咽口水，嚼口香糖，或是做一个轻柔的瓦耳萨耳瓦动作（Valsalva maneuver）[1]来平衡耳内外气压。你还可以憋住鼻子和嘴巴同时试着每 30 秒左右呼气一次，直到施加于口腔和声门的压力足以让你的耳膜鼓出。若想帮婴幼儿在飞机下降期间缓解耳部疼痛，可让他们身体直立着吸吮橡胶奶嘴或奶瓶，这么做可以帮助打开耳咽管。年龄稍大的儿童则可通过饮用饮品来缓解耳部疼痛。

邪恶轴心：头痛、心神不安、表现糟糕

"如果你告诉我明天就是世界末日，我可能只会淡淡地说：'会吗？'

---

[1] 瓦耳萨耳瓦动作指的是屏住呼吸，用力呼气，做这个动作时人通常紧闭口唇，收缩鼻子，腮帮子鼓得像一个热气球。——译者注

我连给字母 i 点上点的意志力都没有，……我的大脑神游去了荒野地拜访一个穷亲戚，而它也没说什么时候会回来；我的头骨像格拉布街道上待租的阁楼。"

查理斯·兰姆的描述可能有点夸大其词，但是我们对伴随着感冒那种精神委靡不振的感觉都很熟悉——轻度头痛，乏力，食欲缺乏。超过半数患感冒的人在感染初期都伴随头痛症状，这可能是恼人的致炎性细胞因子对大脑作用的结果。对儿童来说，它们还可能引起发热症状。

幸运的是，头痛和肌肉酸痛的症状一两天后就会快速消退，然而让人心神不宁的其他症状可能会持续更长时间——暴躁易怒，对令人愉悦的活动（如饮食和社交）丧失兴趣，无法集中注意力，睡不踏实，等等——这简直会毁掉我们的好脾气。

得了感冒的弗兰克·西纳特拉（Frank Sinatra）就好比"不能绘画的毕加索，没有汽油的法拉利——甚至更糟"，盖·特立斯（Gay Talese）在他为这名传奇歌手所写的著名小传中写道。感冒不仅让西纳特拉的声音无力且吐词不清，而且彻底搅乱了他的心情，以至于它使"一种精神性的鼻后滴注在为他工作的数十人中流行开来"。

甚至对我们这些不以歌唱为生的人来说，感冒所伴随的喷嚏和喘息也会妨碍表现，搅乱心情。研究发现，我们感冒时，会变迟钝，警戒性变低，对世界也更容易有"负面"情绪。2007 年，丹尼斯·贾尼基-戴弗茨（Denise Janicki-Deverts）和她的同事将一大群成年健康志愿者暴露于实验性的鼻病毒株中；然后，在接下来的 6 天中对他们隔离观察，测量由感冒诱导的致炎性细胞因子的日产量。他们也用"正向测验指标"（positive scale）和"负向测验指标"(negative scale) 来衡量志愿者每日的情绪状态。正向测验指标主要衡量活力、冷静程度和幸福感，即：你精力有多充沛，你感觉多轻松自在，你有多高兴等问题。负向测验指标主要衡量抑郁、焦虑和生气程度，即你有多难过，你有多紧张，你有多不友善等。研究团队发现，一天中三种细胞因子的高产量与接下来一天中正向测验指标的低分有相关性（然而，

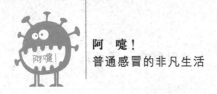
细胞因子的高产量并不与负向测验指标的高分相关）。

感冒意味着活力下降，心情变糟。这可没什么好奇怪的。

从生理体能的角度来说，感冒似乎并不会抑制肺功能或是运动能力，但跑步者请注意：有些研究表明，感冒可以改变所谓的运动学性征——步幅的大小和频率——使运动伤害的风险增加。虽然如此，大多数医生还是鼓励人们在感冒期间配合运动，因为这能让我们感觉更好——很可能是因为运动可使血管扩张，令血流量增加。

感冒对精神层面表现的影响又是另一回事。感冒会影响我们执行某些任务的能力，尤其是那些需要协调感官和运动技能的简单的神经运动任务。感冒会延长反应时间，阻碍手眼协作，所以那些需要眼睛紧随运动目标或需要手部灵活性（譬如把挂钉从一排洞口移到另一排中）的工作，我们会做得更糟。一项研究发现，感冒会削弱我们应对意料外事故的能力，并捣乱我们集中注意力的能力。如果你流涕不止，那么最好不仅要抵制玩射击、摆弄钉板的冲动，更要避免驾车。

至于感冒时更高层面的心理功能，如论证、学习和记忆力的表现，结果就好坏参半了。感冒似乎并不会影响我们论证推理和回忆单词表或数字串的能力。但有些研究表明，感冒可干扰我们学习和回忆像故事这样更为复杂的材料的能力。当给感冒患者讲一个故事并请他们回忆相关信息时，他们往往只能记住随机的细节，而健康人则能回忆起最相关的部分。这说明感冒可能会影响我们分析和处理相关信息的能力。感冒似乎也会降低大脑处理认知性任务的能力。在一项 2007 年发表的研究中，西澳大利亚大学的罗莫拉·巴克斯（Romola Bucks）和她的同事发现，感冒会减慢我们记忆的速度。虽然记忆的精准性并没有很大的折损，但我们识别和记忆单词及图片的速度却变慢了。不太出乎意料的是，这种效应在年纪较长的参与者中更为明显。"以上这些告诉我们，即使是非常轻微的感染也能影响我们的认知技能，"巴克斯说，"这种记忆变缓的效应有可能是一种适应性反应：也就是说，我们记得慢一些，是为了保证精准性。"所以，她建议，当你得了感冒时，应该对自己温柔一点，要明白，不管是记忆类还是情绪类的认知性任务，你都可能会花更多的时间，感觉上也更难。

鼻腔内的感冒何以波及大脑的运作仍是个谜。恼人的感冒症状所致的注意力涣散也许是原因。或者，那些调皮的细胞因子才是真凶。"细胞因子跟感冒引发的'头部'或'脑部'症状似乎有直接或间接的关系。"澳大利亚詹姆斯·库克大学 (James Cook University) 的精神病学教授伯恩哈德·鲍尼（Bernhard Baune）说道。虽然具体机制还有待考证，但感冒期间产生的有些细胞因子可能会影响学习和记忆的巩固——即大脑产生的能让记忆变得更为持久的变化。又或者，感冒和大脑的关联只是失眠的结果。

亨利·福特医院 (Henry Ford Hospital) 睡眠障碍研究中心的研究员克里斯托弗·德雷克（Christopher Drake）领导的一个研究项目显示，被感冒症状所困扰的人比健康人平均每晚少睡 23 分钟，更重要的一点可能是，他们的巩固性睡眠时段要比健康人少 36 分钟。对感冒患者来说，德雷克说，"睡眠变得更为碎片化，还常常伴随着由深度睡眠向浅睡眠的转化"。虽然睡眠少了 20 ～ 30 分钟看起来并不是很多，但德雷克坚信这会影响脑功能，尤其是感冒持续时间长、睡眠债不断累积时。为了尽量将感冒对睡眠的干扰影响降到最低，并保证足够的总睡眠时间，德雷克建议我们感冒期间多花点时间躺在床上。

* * *

所有的这些痛苦和不良表现要持续到何时啊？如果我们的抗炎症发动机高速运转却徒劳无功的话，这将是多大的浪费啊！但事实上，某些特定的感冒症状对我们可能有所助益，因而一些专家表示，如若把这些症状统统镇压——如果这可能的话——也许并不是个好主意。

举例来说，精神不振就起着提示身体需要休息和保存能量的作用。被看作"病时行为"的嗜睡和社交戒断，则是为了强迫我们将促进身体康复

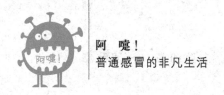
的优先级列为最高。埃默里大学医学院的精神病学教授安德鲁·米勒（Andrew Miller）说，气力稍有点消沉是一种生存机制，这在动物界中很常见。松鼠不去觅食，不掩埋坚果，日程表束之高阁，这些都是为了积蓄能量让身体自愈。

至于打喷嚏、咳嗽和流鼻涕，"这些都是身体为了清除病毒，把它们排出体外所做的努力的一部分"，比吉特·温特说。造成感冒症状的炎症反应致使身体产生像干扰素这样的抗病毒物质，这些物质能立即与病毒做抗争，最终产生抗体。抗体一般在感染两星期后出现，可以保护身体免遭重复感染。"机械对抗法率先起效，随后身体本身的抗病毒物质和抗体开始起效，"温特解释说，"最好不要彻底摆脱炎症反应，不然抗病毒和抗体响应就会受阻，导致病毒大量增殖，而这很可能会延长症状持续的时间。"

小杰克·格沃特尼说，除了一些小麻烦外，身体的反应都非常恰到好处。"流鼻涕能很好地把豚草花粉和细菌排出鼻腔外，这些反应都是身体很久前发展出来的，比呼吸道类病毒的出现还早。但面对病毒时，这些反应就无能为力了，因为病毒藏匿于鼻腔黏膜细胞上，而你一定不愿放弃这些细胞。"

再就是关于那25%的人群的问题，这部分人群似乎被感冒病毒感染过，但却没有出现症状。这些人看上去能让自己免于感冒感染——并最终产生可以抵御相应病毒的抗体——还可以免遭恼人的感冒症状。

几年前，格沃特尼针对这个问题做了一个小型非正式的深入研究。他邀请了一些声称从未得过感冒的人来参加这项长达15年的研究，其中还包括他已故的第一任妻子（"她就是不会得感冒，"他告诉我说，"这真令人抓狂。"）。格沃特尼为他的志愿者抽取血液样本，通过测量抗体的存在状况，来确保他们中没有一人曾暴露于试验用的10～12株鼻病毒。在接下来的15年中，他持续记录这些被试得感冒的情况。在最后一段试验时间里，他又重新测量了这些志愿者体内有无出现针对上述鼻病毒株的抗体。结果显示，这些从未有过感冒症状的被试体内的抗体水平跟得过感冒的人一样高。换句话说，这些免遭感冒之苦的被试的确受到过感染并产生了抗体，但他

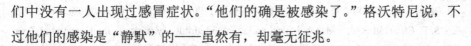

们中没有一人出现过感冒症状。"他们的确是被感染了。"格沃特尼说，不过他们的感染是"静默"的——虽然有，却毫无征兆。

这就部分解释了为什么感冒病毒看起来比它们实际的传播力弱。这些病毒可以轻而易举地传播，但与它们接触并不总会导致感冒。这就是矛盾之处："有可能是因为，这些无症状的人没能产生正常数量的可导致感冒症状的炎症反应调控因子，"格沃特尼说。"如果真是那个原因，这就颇具讽刺意味了：比起免疫力较弱的人，那些免疫力更强的人反而更容易产生感冒症状。"而这就与感冒的易感性源于免疫力低下这一神话自相矛盾了。

看来，你的感冒症状，与其说是由病毒的属性决定的，倒不如说是由你的体质决定的。正如路易·巴斯德曾说的："细菌不算什么，关键要看它长在哪儿。"①

→ 注　释 ←

比吉特·温特的研究出自：B. Winther et al., "Light and scanning electron microscopy of nasal biopsy material from patients with naturally acquired colds," *Acta Otolaryngol* 97(3-4): 309–318 (1984)。据小杰克·格沃特尼所述，为被鼻病毒感染的患者做的鼻腔上皮细胞检测最初是由罗伯特·克劳奇（Robert Crouch）和他在 NIAID 的小组做的，但该小组认为该实验是失败的。详见：R.G.J. Douglas, "Pathogenesis of rhinovirus common colds in human volunteers," *Ann Otol Rhino Laryngol* 79: 563–571 (1970)。也可参见：B. Winther et al., "Sites of rhinovirus recovery after point inoculation of the upper airway," *J Am Med Assoc* 256: 1763–1767 (1986)。一项表明一小部分细胞显出病毒复制的研究来自：R. B. Turner et al., "Shedding of infected epithelial cells in rhinovirus colds," *J Infect Dis* 145(6): 849–853 (1982)。

对于感冒症状如何产生的理论，请参见：J. Owen Hendley, "The host response, not the virus, causes the symptoms of the common cold," *Clin Infect Dis* 26: 847–848 (1998)。

玛丽昂·奈斯特对家乐氏可可米宣传语的评论发布在：www. foodpolitics. com/?s=cocoa+krispies。

关于儿童流涕的信息来自：N. Mygind et al., "The common cold and asthma," *Allergy* 54 (Suppl 57), 146–159 (1999)。

玛格丽特·维瑟关于黏液的评论来自她的书：*The Way We Are* (Faber and Faber, 1996), p. 164.

---

① 原文为 The germ is nothing；the terrain is everything。——译者注

史蒂芬·丘吉尔对于鼻子演化研究的论述来源于 2005 年对他的一次采访。他的研究发表在：S. E. Churchill et al., "Morphological variation and airflow dynamics in the human nose," *Am J Hum Biol* 16: 625–638 (2004)。罗恩·埃克尔斯对鼻腔形状的研究发表在：S. C. Leong and R. Eccles, "A systematic review of the nasal index and the significance of the shape and size of the nose in rhinology," *Clin Otolaryngol* 34 (3): 191–198 (2009)。小杰克·格沃特尼对鼻窦的研究刊载于：J. M. Gwaltney et al., "Computed tomographic study of the common cold," *New Eng J Med* 330(1): 25–30 (1994).

奥格登·纳什的诗节引用自他于 1953 年 3 月 28 日发表在《纽约客》上的诗歌，题为 "Can I get you a glass of water?"。"小镇话语" 故事的作者为 Ruth C. Woodman 和 St. Clair McKelway，发表于 1961 年 6 月 10 日《纽约客》的第 27 页上，题为 "Cousin Caddie," 在线阅读：www.newyorker.com/archive/1961/06/10/1961_06_10_027_TNY_CARDS_000267043#ixzz0dNIAWSnb.

咳嗽频率的信息可见于：J. J. Kuhn et al., "Antitussive effect of guaifenesin in young adults with natural colds," *Chest* 82: 713–718 (1982)。对菲尔·琼斯的引用来自他在 2007 年 10 月 11 日对 NOSE 群邮件组的回复，该群邮件组由罗恩·埃克尔斯主持.

詹姆斯·拉夫洛克讲的关于 B-17 机组成员的故事来自：Lovelock (2000), p. 82。瓦尔萨尔瓦动作一词来自 Antonio Maria Valsalva，他是一位 17 世纪的波洛尼亚解剖学家，是首位生造咽鼓管（eustachian tube）这一术语的人，他还研究了人耳的其他部分。对于得感冒或其他疾病时飞行的建议，请参见："Medical guidelines for air travel," *Aviation Space and Environ Med* 74(5), Section II Supplement (2003).

盖·特立斯对弗兰克·西纳特拉的著名小传发表在 1966 年 4 月的《时尚先生》（*Esquire*）上.

关于感冒对情绪影响的探索可见于：M. Schaechter, "Demeanors, moods, and microbes," *Microbe* 1(8): 348–349 (2006)。丹尼斯·贾尼基 - 戴弗茨的研究发表于：D. Janicki-Deverts et al., "Infection-induced proinflammatory cytokines are associated with decreases in positive affect, but not increases in negative affect," *Brain BehImm* 21: 301–307(2007).

感冒对表现的影响见于：A. Smith et al., "Effects of the common cold on subjective alertness, reaction time, and eye movements," *J Psychophysiology* 13(3): 145–151 (1999); A. Smith, "Effects of the common cold on mood and performance," *Psychoneuroendocrinology* 23(7): 733–739 (1998); A. P. Smith, "Respiratory virus infections and performance," *Phil Trans R Soc Lond B* 327: 519–528 (1990); A. P. Smith, "A review of the effects of colds and influenza on human performance," *Occupational Medicine* 39: 65–68 (1989).

感冒对跑步和其他形式的锻炼的影响可见于：T. G. Weidner et al., "Effects of viral upper respiratory illness on running gait," *Athletic Training* 32: 309–314 (1997); T. G. Weidner et al., "Pilot study: effects of viral upper respiratory illness on physical performance," *Sport Med* 15: 21–25 (1998).

感冒对推理、学习和记忆的影响发表于：R. S. Bucks et al., "Selective effects of upper respiratory tract infection on cognition, mood and emotion processing: A prospective study," *Brain Beh Immun* 22: 399–407 (2008).

一项关于细胞因子和心神不安及其他疾病之间的联系的研究发表于：K. W. Kelley, "Cytokine-induced sickness behavior," *Brain Beh Immun* 17 Suppl 1:S112–S118 (2003)。还可见于：J. McAfoose and B. T.Baune, "Evidence for a cytokine model of cognitive function," *Neurosci and Biobehav Rev* 33(3): 355–366 (2008).

德雷克做的感冒对睡眠和机警性的研究发表于：C. L. Drake et al., "Effects of an experimentally induced rhinovirus cold on sleep, performance, and daytime alertness," *Physiol Behav* 71: 75–81 (2000).

对格沃特尼关于无症状感冒所做研究的叙述来自：J. M. Gwaltney, "Rhinoviruses," in A. S. Evans and R. A. Kaslow,eds., *Viral Infection of Humans: Epidemiology and Control*, 4th ed. (New York City: Plenum Press, 1997), p. 815–838.

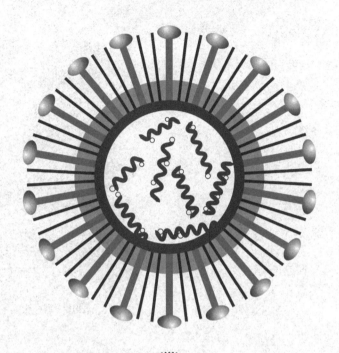

第五章

人各有异

一个自知穿着得体的女人得过感冒吗？

——弗里德里希·尼采（Friedrich Nietzsche）

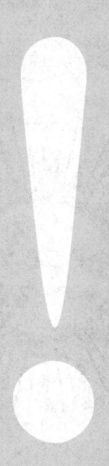

我们都知道有些人，不管穿着得不得体，几乎从未得过感冒；但另一方面，有些人却似乎对来袭的病毒无一不中招。也许你的爱人百毒不侵，而你却感冒频发。说起对病毒的抵抗力，你是不是立马拿遗传当挡箭牌？你的感冒易感性到底是不可避免地要"提升"，还是说你可以尝试将其降低？

好消息是，几乎对任何一个人来说，感冒易感性都是随着时间推移而逐步降低的。举例来说，50 岁以上的人得感冒的概率仅仅是青少年的一半。年长一族的这种优势部分是源于其长期暴露于感冒病毒的环境中后，身体对多种感冒病毒产生了抗体。但这同时也是人的本性使然。

孩子是感冒的活磁铁。新生儿可能会从母亲身上获得一剂暂时的免疫力。母乳绝对能帮助婴儿抵御感染。母乳中不仅含有母亲在抵御自身感冒时产生的抗体，还富含糖类、蛋白质和其他营养元素，这些物质会被传递给哺育中的婴儿，保护他们的呼吸道。在生命最初的 4 个月中，各类呼吸道病毒感染在母乳喂养的婴儿中出现的概率，要比喝配方奶粉的婴儿低，烦人的耳部感染也是一样的情况。但当婴儿长到 6 个月大时，他们就可被各类病毒感染了。他们长到 1 岁时，一种新的现象出现了：对世界的探索和相伴随的感染机会。为了研究周围的环境，孩子们用上了他们最有用的工具：小手、眼睛、嘴，甚至还有鼻子。研究发现，对 1 岁的小朋友来说，他们手到口和物到口（往往还包括鼻子）的传染次数平均每小时约有 64 次。到了 4 岁，这个指标降到了 10 次。但还是很高。

　　然后就到了托儿所或学前班时期，哈利•罗特伯特把这些地方称为"热点区域，也就是孩子和病菌都高度集中的地方"。罗特伯特经常跟父母们交流，而他遇到的最常见的问题就是：跟留在家里比，我把孩子寄在托儿所是不是更容易让他得感冒？答案是肯定的。但实际上却是利大于弊，罗特伯特说："寄在托儿所的孩子到了上小学的时候，就会有足够的天然免疫力。而早年待在家中的孩子因为接触感染的机会少，所以免疫力相对就没那么强，等他们上幼儿园时就会被病毒感染了。当孩子 10 岁大时，不管他们前 5 年时间在哪里度过，最后面临的感染机会都一样多。"

　　另一个经常被问及的问题是：冷天穿得暖暖的有助于预防感冒吗？我们已经知道寒冷并不会导致感冒，病毒才会。但受冻会不会让人更容易得感冒呢？虽然大部分研究都已经反驳了这个古老传言，但偶尔还是有一两个研究依然试着将两者关联起来。至少有一种新的理论表明，冬日时鼻子冰凉，会降低人体对鼻腔内已有病毒的抵抗力，从而使它们复制滋生。2005 年，英国加的夫市感冒研究中心（Common Cold Center）在 180 名学生身上探究了脚底冰凉对感冒的影响。研究者让 90 名志愿者把脚浸入一桶冰水中坐 20 分钟，而让另外 90 名志愿者穿着鞋袜把脚放在一个空桶里。两组中都没有任何人立即得感冒。但是，在接下来的 5 天中，受冻组的学员中报告有感冒症状的人数是非受冻组的 3 倍还多。研究人员提出，脚受冻会导致鼻腔内的血管收缩，阻碍针对鼻腔内已有病毒的免疫应答。但批评者迅速指出，

这项试验有严重的缺陷。他们没有做病毒学研究——研究员完全没有判定被试是真的被感冒病毒感染，还是仅仅表现出感冒症状。还有，这项研究并非双盲试验（受冻组和非受冻组都知道自己被分在哪一组），所以自我报告的结果有潜在偏差。

像大多数专家一样，弗吉尼亚大学的罗恩·特纳也不相信这些无稽之谈。"暴露于寒冷之中与得感冒没有任何关系，"他说。感冒更易在秋冬季发生是因为天气变得更冷，雨水也更多，让人们更乐意待在家中，而这会让感冒病毒更容易在人与人之间传播。相对湿度①也可能起了一定作用。鼻病毒偏爱相对较低的湿度，大概在 20% ～ 40%，而这种湿度在较冷的月份更为常见。但真正的感冒高发期发生在 9 月和 1 月初，则可能是因为学生在暑假和寒假过后大量返校。人口密集的托儿所和学校给病毒提供了一个理想的繁育温床，它们由此辐射到整个社区。

* * *

除了年龄，感冒易感性在普通人群中的巨大差异一直是一个解不开的谜。在 20 世纪前叶，关于是否存在"感冒体质"的问题受到热议——这估计就是跟我妈妈所说的"钢铁之躯"相反的体质。20 世纪 30 年代，科学家们探索了身体或种族特征与感冒抵抗力之间的潜在关系。有一支科研小组甚至还做了感冒易感性和瞳孔颜色或种族遗传的关系。结果如人所料，不管是犹太人还是非犹太人，也不管是蓝眼睛还是棕色眼睛的人，科学家都没有在他们身上找到任何发病率、病情严重程度，或是感冒特征的差异。

10 年后，一支波士顿研究组又做了另一个尝试，他们认为，如果事实上存在感冒体质，那么一个人每年得感冒的次数应该较为稳定。的确，他

---

① 相对湿度表示空气中的绝对湿度与同温度下的饱和绝对湿度的比值，也就是空气中所含水汽量与该气温下饱和水汽量的百分比。其他条件一致的情况下，温度越高，饱和水汽量越大。而绝对湿度则表示一定体积的空气中含有的水蒸气的质量。——译者注

们分析了菲利普斯·埃克赛特学院（Phillips Exeter Academy）的一群男生后发现，每个男孩每年得感冒的次数都很稳定，而男孩们之间得感冒的次数差异则很大。但造成差异的原因到底是体质还是环境？因为这项研究的环境，即这个学院，对男孩们来说算是一个恒定的变量，所以这项研究支持感冒是源于"尚未定义的"体质这一说。这个说法比人们发现 DNA、基因，以及机体应对感冒涉及的炎症反应细胞及分子出现得还早。但这些研究人员是对的。在随后的几年，诸如寒冷、潮湿和空气污染等环境因子都将被排除在外。

这项研究的结果与 20 世纪 60 年代末开展的一项名为西雅图病毒观察（Seattle Virus Watch）的大型流行病学研究吻合度很高，它分析了 65 个家庭中感冒感染的性征。病毒观察研究组测试了这些家庭是否有感冒病毒感染，并记录了患病情况。结果显示，有些家庭每次感染都伴随症状，而另一些家庭即便被感染也从未出现任何症状。有 5 个家庭在研究进行的 4 年时间里经受了 38 次感染，每次感染都引发了疾病。而另有 3 个家庭，虽说记录显示他们遭受了 20 次感染，但却没有一次引发了疾病。

不久前，托马斯·鲍尔（Thomas Ball）决定用新的科学方法来重新审视体质问题。"我开始对感冒无比着迷，我深深地被'体质因素有可能会使有些孩子的易感性更强'这个主意所吸引，"现为亚利桑那大学儿科教授的鲍尔说道，"我自己也属于健康的那群人，在我当儿科医生的 22 年来，我几乎从未得过感冒。"

鲍尔和他的同事长时间监测了图森市内的托儿所和小学中的 1000 多名孩子，看他们得感冒的可能性是否在整个童年都保持稳定，同时也探索了是否存在能辨明感冒易感性的化学标记物。2002 年，鲍尔发表了他的研究结果，果不其然，那些童年时期经常得感冒的孩子上学后得感冒的次数，是那些小时候偶尔才得感冒孩子的 2 倍。

鲍尔说："当我们匆匆检测了当时仅有的化学标记物，即干扰素时，让我们惊奇的是，这些孩子中存在一些免疫差异。"易感性较高的孩子的血细

胞在应对刺激物（如感冒病毒）时，产生的抗病毒化合物浓度更低。"干扰素是一个比较粗糙的标记物，"他承认，"现在我们已经有更好的标记物了，但在当时，它显示出寄主中存在某些差异。"

"如果你在 15 年前问我感冒是怎么产生的，我会告诉你是病毒引发了感冒，就这么简单，至于你得的是严重感冒还是轻微感冒或者什么症状都没有，就要看你的造化了，"鲍尔说，"但如今我认为受感染者的体格是非常重要的因素，占了各因素中 40% ～ 60% 的分量。我很清楚，有些孩子明显要比其他人更容易得感冒——他们是'尼龙搭扣'（Velcro）孩子，几乎啥病都得。"

在过去的 5 ～ 10 年中，我们发现了有可能造成易感性差异的基因变异——比如说，与鼻病毒结合的小小细胞受体间的差异，还有我们产生的炎症性化合物（即导致感冒症状的细胞因子）的特质和数量的差异。细胞受体的基因差异可能会影响你一开始被感染的概率；而细胞因子的表达差异，可能会决定你是否会遭受鼻塞或其他感冒症状。研究这些是一个漫长的过程——因为一次只能研究一对基因。

罗恩·特纳做梦都希望能让事情变得快起来。"到目前为止，"他说，"我们只研究了单个基因。比如说，我们发现白细胞介素 -8（LL-8）是一个重要的细胞因子，就去看其相对应的基因的差异。"特纳更想一次性研究整个基因组，找到所有跟感冒感染或症状有关的基因差异。"我们得研究许多人的基因组蓝图，并同时比较他们的基因组之间的多种差异。一个全方位的基因组扫描花费巨大，但好在我们有能力去做。这就必须得收集一大群志愿者（800 名左右）的 DNA，然后让他们感染感冒病毒。大多数人会被感染，其中有些人会出现症状（70% 左右），每个人症状的严重程度也会有差异。但通过扫描和对比整个基因组，我们可以找出与人们感染及症状差异相对应的 SNP（单核苷酸多态性，或 DNA 中的细微变化）差异或不匹配的情况。"

像这样一项大规模、有抱负的研究能回答关于易感性的重大问题：在那些没被感染的人体内，有哪些基因是不同的？那些被感染但没有症状的人又有何不同？还有那些感冒症状特别严重，或是得了鼻窦炎或耳部感染等感冒并发症的人呢？"我们可以找到所有能预测谁会被感染、谁会有症状的 SNP，"特纳说，"这可能会涉及 100 多种相关物质和过程，从炎症反应到看上去不相干的其他因子。"

疾病中的意外角色往往是研发治疗方案时最有助益的。不久前，科学家针对一种渐进型的眼部疾病——黄斑变性做了一项广泛的比较基因组研究，得到了意外的发现。"当他们观察患病者和健康人的整个基因组序列时，"特纳说，"发现不同点原来是编码补体（一种免疫蛋白）的基因。谁料得到呢？"忽然间，又多了一种潜在的能延缓这种疾病进程的手段——研发能抑制或阻断补体的药剂。

关于感冒的遗传学研究离发现这种有用的目标也不远了。但特纳又指出，人体内发生的事情并不是严格遵照基因运转的，还有许多其他体内外的因素能影响体内生化反应。

疲劳就是一个例子。问一下你周围的人，许多人都会告诉你，他们恰巧是在精疲力竭或晚上没睡好觉时得的感冒。据小杰克·格沃特尼的说法，仅仅是感觉疲惫对易感性几乎没什么影响。10 年来，格沃特尼感染了超过300 名学生志愿者，他发现疲劳对于他们接下来得不得感冒完全没影响。

睡眠剥夺就是另一回事了。这样的轶事不绝于耳，有学生通宵一整晚，也有父母因照顾小孩而无暇睡觉，于是 36 小时后就得了感冒。新研究显示，睡眠和易感性之间存在可靠的关联。2009 年，卡耐基·梅隆大学的谢尔顿·科恩（Sheldon Cohen）和他的团队发现，每晚睡眠时间少于 7 小时的人，比每晚睡 8 小时以上的人得感冒的可能性大 3 倍。而睡眠效率，即真正睡着的时间占躺在床上总时长的百分比，其影响甚至比睡眠时间还大。"即使是因轻微打扰而导致的微量睡眠损失——难以入睡或晚上起夜——都有影响。"科恩说道。那些就算只损失总睡眠时间 2% ～ 8% 的人（按平均每晚 8 小时来折算，大概是 10 ～ 40 分钟）比起那些能迅速入睡并睡得香甜的人来说，得感冒的风险也至少会高出 5 倍。究竟什么才能解释睡眠与感冒之间的联

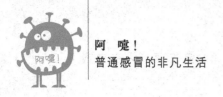

系，至今仍是个谜。科恩猜想，这可能跟那些能引发感冒症状的致炎性反应化合物有关。之前的研究显示，睡眠剥夺加重了体内的致炎性症反应进程。可能的解释是，当我们缺少睡眠时，机体就无法恰当地调控免疫系统。

压力似乎也是影响易感性的因子。大多数人都非常清楚，当我们"压力山大"时，似乎对病毒的抵抗力尤为低下。但"压力山大"到底指的是什么呢？这个词的使用过于频繁，都快失去它原本的意思了。说起压力，人们好像是把它当作一个单纯的、一成不变的因素。但它不是。人们对抗压力的方式也千差万别。对有些人来说，即便是非常轻微的麻烦也能导致严重的焦虑和压力；其他人则对一些能让大多数人精神失常的事安之若素。此外，有些特定类型的压力实际上反而有益身体健康。急性压力，比如跟老板发生冲突或是准备演讲这类短期压力，可以给身体带来意想不到的好处。它能引发被称为"战斗或逃跑"（fight-or-flight）的应激反应，而这会让你的感官变得更敏锐，心跳加速，血压升高，以对付短期内的挑战。虽然这种应激反应会消耗大量能量，但它可以提升你的工作表现，促进你的身心健康。但前提是压力只能持续一小段时间。

真正压垮我们的是慢性压力，是我们长期暴露于各种压力氛围下累积的紧张性刺激，如对工作、欠债、婚姻问题或家人疾病等持续不断的忧虑。这类慢性压力会逐步累积，让我们失眠，停止锻炼，饮食不规律——这些都会增加我们生病的风险。短期压力，如加班一两周或拜见岳父岳母并不见得会让我们更易受感染。但长期压力——比如说居住在战乱区，生活于极度贫困之中，关系紧密的亲属离世，或配偶子女罹患慢性病——可能确实会威胁到你的健康。

至少从1950年《红男绿女》（*Guys and Dolls*）首映起，人们就已将轻微压力与感冒易感性联系了起来。这部音乐剧中，阿黛莱德哀叹道："仅仅是等那枚求婚戒指的功夫，一个女孩就能得感冒。"但因为压力因人而异，它与疾病的关联被视作软科学——直观而又充满轶事趣闻，但却难以佐证。

直到谢尔顿·科恩一举攻破了这一难题。20世纪80年代初，科恩还是一位年轻的心理学者，他对"城市环境中的慢性噪声可能会削弱儿童的朗读能力"这一理论饶有兴致。当他检验这一理论时，发现持续不断的噪声不仅会干扰儿童习得语音，还会导致血压增高。像噪声这样的外源性刺激，如何能像科恩所说的那样"进入身体"呢？紧张性刺激还会对健康造成其他影响吗？它们会削弱身体抗击感染的能力吗？

而科恩被介绍给感冒研究所的戴维·泰瑞尔相识，则正是厘清这些问题的天赐良机。"当时正值 80 年代末，"科恩回忆道，"那时很难找到对疾病心理方面感兴趣的科学家，但泰瑞尔却十分支持我。他不仅是个病毒学家，还是一名医师。他遇到过一些怀疑自己的感冒易感性跟压力有关的病患，所以他对心理研究抱开放的态度。"

泰瑞尔对这个概念确实很好奇。他写道："心绪思维可改变病毒感染状态，或为其所改变，这个想法看起来至关重要，因为它可以被运用到医学的其他诸多分支领域中。"他很乐意让科恩借助感冒研究所来做为期 4 年的一系列心理学研究。

"我最后专门从事感冒研究的确是个意外，"科恩说道，"但这是个好的意外：感冒是个非常棒的实验模型，因为你能在严格控制的情况下把感冒安全地感染给人。""感冒研究所是一个非常吸引人的工作地点，"他又回忆道，"它有着非常古老的英伦学院风格，还有每日的下午茶。"在一顿又一顿的松饼和烤饼之后，科恩成功做出了在感冒与压力这一领域被视为里程碑的研究。他给 300 多名健康的志愿者做了一份关于生活中什么事令他们焦虑的问卷调查，随后给了他们一定剂量的感冒病毒，看谁会被感染，谁又会出现症状。结果，那些出现感冒症状的人压力系数得分也较高（即便科恩考虑了跟压力相关的可能影响易感性的行为，如抽烟、喝酒、不运动，或者饮食和睡眠失调等，这个结论也同样适用）。压力最大的组中有 47% 的人得了感冒，相较而言，压力最小的组里得感冒的人只有 27%。而且，一个人的压力越大，感冒症状就越严重，症状的严重性是根据他分泌的鼻涕量（由纸巾称重而算得）的多少来科学地量化评估的。

　　在过去约 10 年的时间里，科恩有目的性地用感冒病毒感染了 1000 多位健康的志愿者，以探索心理因素如何影响感冒易感性。相关主题的论文他已发表了数十篇，其中很多都是与罗恩·特纳和他的弗吉尼亚大学研究小组共同完成的。他了解到，当谈及哪种压力对感冒来说风险最高时，慢性压力无疑是最糟糕的一种——失业、持续不断的婚姻矛盾或难以与家人或朋友相处，尤其是当这种状况持续一个月以上时。承受这类慢性压力困扰的人，得感冒的概率要比没有压力的人高 2 ～ 3 倍。科恩说，压力大的生活事件持续时间越久，你患上临床疾病的风险就越大。

　　科恩还发现，人们童年时期家庭的社会经济地位高低与感冒易感性有强烈的相关性。"事实证明，你的父母在你的童年期（即 18 岁前）拥有房子年限的长短，跟你长大后暴露于病毒时是否会得感冒呈负相关。"他说。也就是说，你父母拥有房子的年数越长，你经常得感冒的风险就越低。"0 ～ 6 岁是最关键的时期，如果你的父母早期没有房子，那么你得感冒的风险就较高——即便他们在你青少年时期有了房子。换句话说，后期买房并不会抵消早期造成的伤害。不管你现在的社会经济地位如何，这个结论都成立。所以，你最好尽量企盼着你爸妈能一开始就很有钱！"

　　科恩还发现，你对自己社会经济地位的主观——而非客观——评价，一定程度上能预测你暴露于感冒病毒之后是否会得感冒。在一项 2008 年的研究中，科恩用了一个新的工具，来旁敲侧击地问人们，如何给自己相对于他所在国家的其他人在社会经济地位上进行排名。这个工具就是张简单的图片，上面画着一个有 9 ～ 10 级阶梯的梯子。研究者会就收入、教育和职业几个方面问你在梯子所处的相对位置是哪里。据科恩的说法，你把自己摆在梯子上的位置越低，你在接触到感冒病毒时得上感冒的风险越高——不论客观来讲你所处的位置如何。科恩怀疑这里的相关因素实际上是睡眠不良。"可能的原因是，那些主观上认为自己社会经济地位低下的人更易忧虑，觉得有必要提高警觉性，而这会让他们睡不成安稳觉，进而导致他们更容易被感冒病毒感染。"

　　科恩甚至还从《圣经》的箴言中挖掘出了对应的理论支持："愉悦的内心是一剂良药。"[1]他使用和压力研究中一样的实验模型，研究了我们的社交能力和脾气如何影响我们得感冒的风险。"外向开朗的人中，相关性和一致性最强，"他说，"那些喜欢结交其他人的外向之人比内向之人更不易得感冒。"这对那些所谓正能量类型（positive emotional style，PES）的人也同样适用，而正能量类型的人就是那些一直拥有热情，高度自信、乐观、快乐，并能掌握自己生活的人。正能量类型的人更不易得感冒。"结果的关联性都非常强，"科恩说，"不管实验规模是大是小，这两个因素一致地、不出意料地与感冒易感性差异相关联。"

　　这引发了一个很基本的问题：这些压力、个人性格与易感性的关联背后的生理机制到底是什么？也就是说，像生活中的压力事件或社会关系这样的外部因子，是如何影响到人体的呢？虽然答案还尚不明朗，但线索却不断出现。

　　我们都听说过压力会抑制免疫力。关于这一点有非常好的科学证据。其中的"中间人"就是应压力而产生的应激激素皮质醇。压力大的人会分泌更多的皮质醇，而皮质醇是战斗或逃跑反应的一部分。皮质醇能加速心率，升高血压，让我们对应战或跑路做好准备。它同样会抑制免疫力。但这里有个难题：如果炎症和过于活跃的免疫反应会引发感冒症状，那么又怎能怪罪可压制免疫力的焦虑呢？

　　事实证明，皮质醇的功能之一就是关闭致炎性细胞因子的生产，如果体内循环的皮质醇过多，那么它就无法正常履行这项职责。所以实际上，压力可能并非通过抑制免疫应答来影响感冒易感性。相反，正如科恩所解释的："压力可能会让机体关闭致炎性细胞因子的能力发生短路，引发更严重的症状反应。"的确，科恩的研究表明，人在压力大时会产生更多的致炎性细胞因子白细胞介素 -6（IL-6）。"所以，压力大的人不能很好地调控致炎性化合

---

　　[1] 此句出自《圣经》的箴言书 17 章 22 节。——译者注

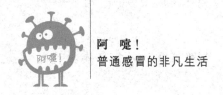
物的释放，"他说，"它们的产量太高啦。"

致炎性细胞因子产量越多，感冒症状就越严重。同样的机制也适用于积极的性格。科恩发现，性格较开朗的人针对病毒所产生的化合物要较少。

"第一次参加这类心理学研究时，我对这些概念心里有点不舒服，"罗恩·特纳回忆道，"这似乎有点像从帽子里变出兔子的戏法。但现在我相信这背后的确有关联。具体是什么，我们还得探究。也许是微妙的心理因素在起作用。还有一个问题不可避免地出现了：这些因素可更改吗？如果你并没有能降低感冒易感性的积极型性格，那么你能改变这种状况吗？"

当我问及此时，科恩坦白说几乎没有数据可支持人有能力改变自身基本性格特征。"目前这在健康心理学领域是个大热门，"他说，"有些前景喜人的干预方案已取得了好的短期效果，有些甚至还有长期疗效。最关键的就是训练人们以积极地方式思考——每天花 10 分钟写下积极乐观向上的想法。但目前为止，尚没有很好的证据证明人的脾性可以改变。"

"如果说人的性格最终是由某些基因调控的，我倒不会对此感到意外，"特纳说，"你的确能看到一整个家庭的性格似乎都是遗传的。所以说，那些有负面情绪倾向的人彻底懵了：'我不仅抑郁，还更容易得病。那我现在真的要抑郁了！'"

科恩则更加乐观一些："在健康行为能否影响人们的易感性这点上，我们并没有许多证据，但我不会排除这一可能。"人们也许无法随意转换自己的情绪风格或性格类型，但他们仍可通过一些行为上的改变来降低易感性。举例如下。

享受充足的睡眠

科恩在 2009 年把注意力转移到睡眠上后，他发现那些每晚睡眠时间少于 7 小时的人得感冒的概率是那些睡眠时间更长的人的 3 倍。而对于那些睡眠质量不好的人（实际睡着时间占总睡眠时间 92% 以下），这一比值高达

5 倍。科恩猜想，睡眠不足可能会影响致炎性细胞因子和其他症状相关介质的调控。

戒烟

20 世纪 90 年代初，科恩和他在感冒研究所的同事探索了吸烟和得感冒频率的关系。吸烟不仅会增加得感冒的风险（很有可能是因为它破坏了我们呼吸道脆弱的上皮组织），而且还会加重感冒症状。

锻炼身体（但别过量）

这是让你穿上运动鞋的又一个理由。经常锻炼的人——那些每天做 30 ～ 60 分钟有氧运动，如散步或跑步的人——比那些静坐不动的同伴们得感冒的次数更少，症状持续时间也更短。现任职于范德堡大学的查尔斯·马修斯（Charles Matthews）发起的一项研究表明，那些一星期中大多数日子都锻炼 30 分钟的人每年平均得感冒的次数才 1 次多一点，这比那些运动量较少的人平均说来要少 23%。锻炼的好处在秋季尤为明显，这段时期锻炼活跃的人比不活跃的人得感冒的风险要低 30%。这项研究虽有一些缺陷（数据来源于被试每隔 3 个月的自我报道），但结果已被早先的一些研究证实，近期一项观察中等运动强度对绝经后女性感冒发病率影响的研究也证实了上述研究结果。这项研究发现，经常锻炼的女性——比如每天快步走 45 分钟——得感冒的风险是那些不怎么锻炼的女性的一半。再者，锻炼的好处会逐渐增强，在持续一年的锻炼项目的最后一个季度里最为强劲。

但反过来，过犹不及。如果你锻炼时间过长、运动量过大（比如说一次 90 分钟以上），那么这反而可能会增加你被感染的风险。每周训练量多于 60 英里的马拉松长跑运动员得感冒的风险比那些每周训练少于 20 英里的人高一倍。这可能是因为，长时间高负荷的运动会影响到呼吸道的免疫功能，为伺机进入的病毒打开了一扇"窗户"。

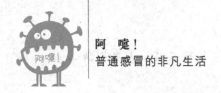
来一杯，或者不要

让科恩意外的是，他在感冒研究所做的两项研究表明，适度饮酒——每天 1～2 杯——实际上反而会降低易感性。不喝酒的人更容易得感冒。为何会如此尚不清楚。科恩猜想，可能饮酒的那类人易感性较低是出于其他原因，也有可能两者间的确有直接联系。酒精（乙醇）可能或多或少限制了病毒的增殖，又或者它能抑制炎症反应进程。不管是哪种情况，科恩和他的同事都不鼓励将饮酒视作预防或治疗感冒的途径，因为每日饮酒 1～2 杯所导致的其他健康风险要远大于减少感冒所带来的好处。

度个假，或者不要

度假对于身体来说或许很不错，可以让身体充电，焕然一新。对有些人来说的确如此；但对其他人来说，假期反倒可能会带来压力，在日常琐事的笼罩下，他们还得操心交通、房屋和宠物的安置等事。即使是打破常规过个周末假期也可能会神志操劳，反倒增加了易感性。对这些人来说，周末也可能压力重重，而在假期这样宝贵的休息时间里，他们反而得了病。荷兰蒂尔堡大学（Tilburg University）的心理学家艾德·范戈霍茨（Ad Vingerhoets）称此现象为"休闲病"。

扩大你的社交圈

人脉广泛——通过婚姻、工作、社区和社会宗教组织产生多种不同类型的社会关系——的人比社交圈窄的人更不易得感冒。原因看起来可能不是很明显：跟广泛的人群接触理应让你暴露于更多病毒的传播途径才对。但科恩说，重要的不是你跟多少人接触，而是你接触的人分属于多少种不同的社会角色。在一项 2004 年的调查中，科恩发现那些报告自己只有 1～3 种不同社交类型的人得感冒的频率，是那些有 6 种以上社交类型的人的 4 倍。

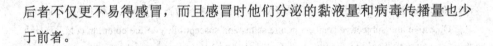

后者不仅更不易得感冒，而且感冒时他们分泌的黏液量和病毒传播量也少于前者。

不要试着用维生素、草药或其他膳食补充剂来提升你的免疫力

你当然希望饮食营养，让你的免疫系统保持健康，让免疫调控恰到好处。但目前几乎还没有证据能证实膳食补充剂可以预防感冒（详见第六章）。据我们现有的对感冒症状产生方式的了解，你最不应该做的也许就是增加你体内免疫细胞的数量。

→ 注　释 ←

对儿童手到口传播事件的研究出自：N. S. Tulveet al., "Frequency of mouthing behavior in young children," *J Exposure Analysis and Environ Epidem* 12: 259–264 (2002)。哈利·罗特伯特对托儿所的评价来自：Rotbart (2008), p. 43.

温度和感冒之间关系的信息可见于：R.G.J. Douglas et al., "Exposure to cold environment and rhinovirus common cold: Failure to demonstrate effect," *New Engl J Med* 279: 742–747(1968)。关于足部受冻和感冒发病率之间关系的研究发表于：C. Johnson and R. Eccles, "Acute cooling of the feet and the onset of common cold symptoms," *Family Practice* 22: 608–613 (2005).

埃克赛特学院的研究发表于：F. Sargent et al., "Further studies on stability of resistance to the common cold: The importance of constitution," *AJH* 45: 29–32 (1947)。西雅图病毒观察研究发表于：J. P. Fox et al., "The Seattle Virus Watch V. Epidemiologic observations of rhinovirus infections, 1965–1969, in families with young children," *Am J Epidemiol* 101(2): 122–143 (1975)。关于埃克赛特学院研究和托马斯·鲍尔调查的报告可见于：T. Ball et al., "Is there a common cold constitution?" *Ambulatory Pediatrics* 2(4): 261–267 (2002); T. Ball et al., "Influence of attendance at day care on the common cold from birth through 13 years of age," *Arch Pediatr Adolesc Med* 156(2): 121–126 (2002).

谢尔顿·科恩做的睡眠干扰和睡眠不足对感冒易感性的研究可见于：S. Cohen et al., "Sleep habits and susceptibility to the common cold," *Arch Intern Med* 169(1): 62–67 (2009)。对睡眠和炎症反应的研究刊载于：S. R. Patel et al., "Sleep duration and biomarkers of inflammation," *Sleep* 32(2): 200–204 (2009).

关于急慢性压力的一份精彩的讨论，请参见：Bruce McEwen, *The End of Stress as We Know It* (Washington, DC: Dana Press, 2002)。大卫·泰瑞尔对压力的价值的评论可见于：Tyr-

阿 嚏！
普通感冒的非凡生活

rell (2002), p.209。科恩对压力、社会经济地位、性格和感冒易感性的研究刊载于：S. Cohen et al., "Objective and subjective socioeconomic status and susceptibility to the common cold," *Health Psychology* 27(2): 268–274 (2008); S. Cohen et al., "Positive emotional style predicts resistance to illness after experimental exposure to rhinovirus or influenza A virus," *Psychosomatic Med* 68: 809–815 (2006); "Emotional style, nasal cytokines, and illness expression after experimental rhinovirus exposure," *Brain Beh Imm* 20: 175–181 (2006); S. D. Pressman and S. Cohen, "Does positive affect influence health?" *Psych Bull* 131(6): 925–971; S. Cohen et al., "Childhood socioeconomic status and host resistance to infectious illness in adulthood," *Psychosomatic Med* 66: 553–8 (2004); S. Cohen et al., "Emotional style and susceptibility to the common cold," *Psychosomatic Med* 65: 652–7 (2003); S. Cohen, "Types of stressors that increase susceptibility to the common cold in healthy adults," *Health Psychology* 17(3): 214–223 (1998); S. Cohen, "Negative life events, perceived stress, negative affect, and susceptibility to the common cold," *J Pers and Soc Psych* 64(1): 131–140 (1993); S. Cohen et al., "Psychological stress and susceptibility to the common cold," *New Engl J Med* 325(9):606–612 (1991)。他对酒精和烟草的研究可见于：S. Cohen et al., "Smoking, alcohol consumption, and susceptibility to the common cold," *Am J Public Health* 83(9): 1277–1283 (1993).

查尔斯·马修斯针对体育锻炼和感冒易感性做的研究发表于：C. E. Matthews, "Moderate to vigorous physical activity and influence on upper-respiratory tract infection, *Med Sci Sports Exer* 34(8): 1242–1248 (2002)。关于体育锻炼、感冒和绝经期女性的研究可见于：J. Chubak, "Moderate-intensity exercise reduces the incidence of colds among postmenopausal women, *Am J Med* 119: 938–943 (2006)。锻炼过度的不良反应的证据出自：L. T. Mackinnon, "Chronic exercise training effects on immune function," *Med Sci Sports Exerc* 32(7Suppl): S369–376 (2000).

关于艾德·范戈霍茨对"休闲病"的研究，详见：G. L. Van Heck and A.J.J.M. Vingerhoets, "Leisure sickness: A biopsychosocial perspective," *Psych Topics* 16 (2): 187–200 (2007).

科恩对社交能力与感冒易感性的研究出自：S. Cohen et al., "Sociability and susceptibility to the common cold," *Psych Sci* 14(5): 389–395 (2003); S. Cohen et al., "Social ties and susceptibility to the common cold," *J Am Med Assoc* 277(24): 1940–1944 (1997).

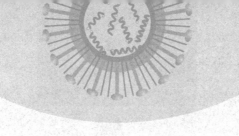

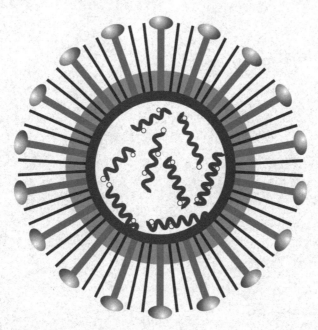

第六章

致命的感冒

时值 2007 年早春。在位于得克萨斯州拉克兰空军基地的新兵训练营，一位名叫佩奇·维莱（Paige Villers）的 19 岁空军成员正在接受她第五周的基础训练。这周叫"勇士周"，是为空军实战演习做准备的一个为期七天的项目，完成训练需要掌握军事求生技巧，扎帐篷，睡行军床，手持 M16 步枪，趟过齐腰的水，再就是克服睡眠不足，或者在高压环境下执行军事任务。佩奇是个热情高涨的新兵，她毕业于俄亥俄州诺顿市郊区的一所中学，毕业后的第二天就决定参加空军。她很享受基础训练所带来的挑战与友爱氛围。但在勇士周，她开始感到恶心、身体充血、精疲力竭。

对于新兵来说，遭受这种症状并不罕见。接受基础训练的新兵中，十有八九都会在第一个月内报告出现感冒症状。尽管如此，维莱仍对那年春天迫在眉睫的体能测试忧心忡忡，为了毕业她必须通过。因此，她去保健室做了咨询，得到的结果是她有过敏症状。她重新投入到训练中，但开始感到呼吸困难。最后，她总算被允许做了体能测试，可没通过跑步测试。一周后，维莱开始发高烧，她住进了威尔福德·霍尔医疗中心（Wilford Hall Medical Center），诊断结果为单细胞增多症。住院期间，一次严重的肺炎击垮了她。她被戴上了呼吸机，并陷入了由药物引起的昏迷中。她的病情没有好转。六周后，佩奇·维莱去世了。死亡诊断很可能是：由一种被称为腺病毒-14的普通感冒病毒变异株引起的病毒性肺炎。

作为 50 多种腺病毒中的一员，腺病毒-14 通常只会引发重感冒，有时也会导致结膜炎或肠胃炎。但在 2006 ～ 2007 年，一种新的、更致命的病毒变种出现了，它使俄勒冈、华盛顿和得克萨斯州地区成群的患者患上了严重的呼吸道疾病。在拉克兰，它闯入军营，袭击了 106 名接受基础训练的新兵，其中 5 名最后被送入重症监护病房。几个月的工夫，腺病毒14 似乎有酝酿一场致命疫情之势；最终，在造成 10 例死亡后，疫情很快便消退了。到底是什么让病毒如此残暴？又是什么阻止了它，让它没能成为首次出现时看起来那般可怕的传染恶魔？

答案就在于每个病毒都要做的魔鬼交易。这种交易是病毒进化过程中致病性（大量繁殖后代的能力）和传播性（传播能力）之间的握手言和。你可能会认为，致病性强能使病毒快速繁衍后代从而击败宿主，使之成为炮制病毒流水线的入场券。但如果你仔细想想就会明白，一个疼痛发热、精疲力竭的人并不能高效地把感冒传染给别人，也就无法为病毒创造新的宿主。所以，病毒只好在伤害宿主和传播机会之间把握好平衡。平衡的关键点一定程度上是由病毒的传播方式决定的。像其他感冒病毒一样，腺病毒通常很难通过空气或直接接触而传播。看来，一个较为健康的宿主（一个能咳嗽，打喷嚏，并传播黏液的人）才能帮助病毒传播扩散，如此一来便会选择性淘汰致病性高的病毒。然而，拉克兰军营营房相互间距离短，宿主们长期共处，即使宿主绝少活动，病毒也可在人与人之间轻松传播。因此，这类环境能把平衡导向另一方向，滋生出杀伤力更强的病毒株，如腺病毒-14。

病毒之所以没有引发大范围流行，是因为这种高致病性毒株在舒适的

军营寄居地之外无法轻易传播。当空军官员搞清楚状况后，他们落实了许多减少病毒威胁的措施——勤洗手、勤消毒、隔离病患——这些措施不仅有助于阻断病毒传播，还有望促进病毒株向致病力更低的方向演化。

美国疾病预防与控制中心向我们保证，像腺病毒-14 这样的变异病毒极为罕见，大多数人都不必为此心惊胆战，呼吸道合胞病毒（RSV）才是更大的忧患。它是一种斗志旺盛、无处不在的感冒病毒，大多数孩子在两周岁前都曾被它感染。对成人来说，RSV 可能只会引发轻度感冒；可对婴幼儿而言，RSV 却能引发急性细支气管炎——这是发达国家婴儿住院最常见的原因。在美国，每 1000 个婴儿中就有约 45 个被 RSV 感染，导致每年 12 万人次住院治疗。人类偏肺病毒（hMPV）也一样，它最近才被确定为呼吸道疾病的元凶之一。你要是被 hMPV 感染，也许只会得轻微的感冒，但也可能最后沦落到用呼吸机的下场。

令人更为不安的是，最近的新闻显示，甚至像鼻病毒这样较为良性的病毒也可成为严重疾病的元凶。如果鼻病毒感染发展为严重鼻窦炎或细菌性耳部感染，它可能会导致潜在的致命并发症，如脑脓肿或脑膜炎。再者，随着医院开始采用最新的分子探测技术，医生们发现，病毒所感染的儿童（大多为患哮喘的幼儿）数量比 RSV 还多，简直罪加一等。

对那些从未受过哮喘发作之苦的人来说，哮喘所带来的痛苦的确难以想象。哮喘会导致肺部小气道（即支气管）发炎、变窄，阻碍空气的流通，引起咳嗽、气喘、呼吸困难——希腊语中意为"气喘吁吁"的单词就是由此而来的。炎症使气道肿胀，敏感度大幅攀升，以至于它们与吸入的空气中的无害物质也会发生反应。支气管上皮细胞可能会分泌比平常更多的黏液，从而进一步缩小气道。一次哮喘发作就好比来了一阵猛烈的暴风，它挤压气道，挑起一场抢夺空气的殊死搏斗。在人们所抱怨的麻烦或危险中，没有比这更令人头痛的了，塞内卡族人在公元 1 世纪写道。"这一点都不足为奇，跟哮喘比，任何其他东西都只能算小病，但要是得了哮喘，你就像在呼吸最后一口气似的。这就是医生把它戏称为'死亡彩排'的原因，因为早晚有一次呼吸会达成先前一直试图达成的目的。"

美国有 3400 万成人和 1000 万儿童患有哮喘病。患哮喘病的人都知道得感冒有多危险。约有 80%～100% 的婴幼儿急性哮喘病和约 75% 的成人急性哮喘病是由呼吸道病毒引发的，其中，有三分之二的病例是由鼻病毒引起的。"学龄儿童哮喘发作绝大多数是由病毒性感染引起的。"塞巴斯蒂安·约翰斯顿说道，他是伦敦帝国理工学院的呼吸道疾病专家。因哮喘发作而住院的病患人数的高峰期，与每年早秋孩童返校时的鼻病毒流行高峰期不谋而合。

"得哮喘病的人更易受感染，"约翰斯顿说，"他们被感染时，症状也要比常人严重得多，尤其是在下呼吸道。我们正在试图厘清原因何在。"

约翰斯顿是一名全科医师的儿子，同时也是 6 个孩子（他极少感冒）的父亲。在 20 世纪 80 年代感冒研究所快要关闭时，他跟着大卫·泰瑞尔学习病毒学。现在，他的办公室设在西伦敦圣玛丽大学学院（St. Mary's University College）医学部的第三层。2008 年，在这座建筑地下室的实验室中，约翰斯顿和他的同事创造出了感冒的第一种动物模型。它是一种可被人类鼻病毒感染的基因工程小鼠，它是"人性化"（humanized）小鼠的一员，能被操控而表达出人类基因，从而可作为人类疾病的实验模型。

在约翰斯顿设计出"会打喷嚏的小鼠"前，研发鼻病毒感染的小型动物模型的尝试都以失败而告终，因为感冒病毒不会与非人类或非黑猩猩类的动物细胞结合。"这曾是过去 50 年间感冒疗法探索之路上的主要障碍，"约翰斯顿说，"这种小鼠模型使疾病因果关系的研究更为容易，这样我们就可以用它来更好地理解鼻病毒的感染机制以及应对它的方法。"

约翰斯顿最关心的是，如何为那些因感冒而引发严重哮喘病和慢性阻塞性肺病（COPD）的患者找到一个有效的治疗方案。"对我们大多数人来说，鼻病毒感染不过是个小麻烦，"他说，"但是对那些患者来说，鼻病毒感染能把他们送进院，甚至使其丧命。"COPD 几乎都是由吸烟引起的，它以引发慢性的"烟民之咳嗽"以及呼吸短促、气喘而著称。在美国，患 COPD

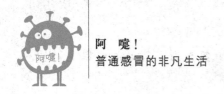
的人数约有 2400 万，它是第四大死因。过去，人们认为 COPD 的恶化主要是由细菌性感染引起的，但最近的证据指出，感冒病毒也是常见的致病因。

约翰斯顿认为，患有哮喘病和 COPD 的患者可能会因感冒病毒而住院，而我们则仅有轻微症状，其原因在于免疫系统神秘的运作方式。他和他的团队最近发现了个有趣的问题：哮喘病患者肺细胞内鼻病毒的增殖速度要远高于正常人肺细胞内的增殖速度。"如果你取出正常人的支气管细胞，并在培养基里用鼻病毒感染它们，"约翰斯顿解释说，"它们只会增殖一点点。但如果你用相同剂量的鼻病毒感染哮喘病患者的支气管细胞，它们就会大量增殖。"

这便是启示。人们曾以为鼻病毒在肺细胞和下呼吸道内完全不会增殖，因为那里的温度太高了。但现在看来，虽然下呼吸道的温度可能高于鼻腔和咽喉，但鼻病毒依然可以增殖。不过，正常情况下，机体不会让病毒控制住下呼吸道。

但对哮喘病患者来说，绝非如此。

这就是用到实验鼠的地方。为了厘清感冒病毒如何引起哮喘病患者哮喘发作，约翰斯顿和他的团队研发出能呈现这种交互反应的小鼠模型。首先，他们培育体内有能编码人体 ICAM-1 受体基因的转基因鼠系，这是让鼻病毒进入细胞的关键，也就进一步产生了的确能被人类感冒病毒感染的小鼠。然后，他们将这种易感鼠的呼吸道同时暴露于感冒病毒和一种能导致过敏反应的过敏原中，这样一来，由人类鼻病毒诱导的哮喘发作模型就做成了。

约翰斯顿的小鼠模型团队的另一名研究员纳森·巴特利特（Nathan Bartlett）带我进入了地下实验室，去一窥这群著名啮齿类动物的究竟。当时，巴特利特正经受着严重的头伤风之苦。"不是因为处理鼻病毒时不小心，"他向我保证，"而是因为一场深夜派对。"我穿上靴子戴上头套，他在外面等我，随后我们一起踏入隔离实验室。技术人员引我走到了一个笼子前，里面有 1 只雄鼠、1 只怀孕雌鼠，还有 5 只幼鼠，它们全都是转基因鼠，转入的人类受体能让它们得感冒。

我希望能一睹精灵鼠小弟打喷嚏的样子。但是，"哎哟，老鼠没有喷嚏反射，"巴特利特跟我说，"它们的病情并不直观，但它们的呼吸道和肺功能都会出现跟人类相似的变化。"

"小鼠跟人类得感冒的方式不尽相同，"约翰斯顿证实道，"但我们的确观察到了相同或近似的炎症反应，如产生细胞因子还有抗病毒反应。"它们跟我们一样，也会分泌黏液。而且，在那些作为哮喘模型的小鼠身上，哮喘反应更为严重。约翰斯顿说："呼吸道的超敏反应更频繁，气道受刺激物影响变窄，这些都是哮喘病的主要症状。所以我们能利用这个模型来评估疾病本身及治疗效果。"

事实证明，在下呼吸道的鼻病毒跟在鼻腔内的病毒一样，并不会导致大范围的呼吸道组织损伤。它们造成的破坏大部分可能是通过严重的炎症反应引起的。肺细胞内存有的感冒病毒会使细胞喷涌出大量的炎症性介质，它们会使呼吸道内的炎症反应火上浇油，令呼吸道对过敏原愈加敏感。

在约翰斯顿看来，正常人和哮喘病患者的区别就在于，我们大多数人还没等鼻病毒掌控局势就将其驱逐出下呼吸道之外了。多亏一个巧妙的机制，我们才能够如此。它有个奇怪又难读的名字：细胞凋亡（apoptosis），又称细胞程序性死亡。当肺细胞遭到病毒攻击时，人体通常会赶在病毒增殖和炎症性化合物释放之前，在被感染的细胞内启动细胞凋亡程序。无害的死亡细胞随即被叫做巨噬细胞的白细胞所吞噬。这一迅疾的清理工作是由细胞干扰素发起的，它是天然的抗病毒蛋白。上一章提到的图森市那项研究中，细胞干扰素在易感性较高的儿童身上分泌量极少。细胞干扰素能激发早期的细胞程序性死亡，从而终止感染。而这便是正常、健康地响应侵入肺部的感冒病毒的关键。

约翰斯顿说，有些哮喘病患者的细胞凋亡反应明显不足。他们无法分泌正常数量的细胞干扰素，因此被感染的肺细胞无法发生凋亡，从而导致病毒在其内疯狂增殖。这些受感染细胞随即释放出一大群病毒后代，肆意感染相邻细胞。它们还释放出大量的致炎性化合物，这些化合物会让更多

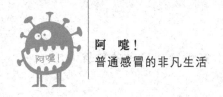

可诱发哮喘发作的白细胞集中到肺部。这就是导致严重哮喘发作的一记连环拳。

细胞干扰素发挥的作用可从一个巧妙的实验中看出。"如果你从哮喘患者的支气管中提取一些细胞，再用病毒感染它们，病毒就会自由增殖，"约翰斯顿解释说，"但如果你给这些支气管细胞施以一定剂量的细胞干扰素，它们就能抵御感染。"现在，细胞干扰素已经被用作药物，但用药方式还不是吸入式的。约翰斯顿正试图通过他的小鼠模型来研发吸入式药物，这样才能让细胞干扰素在需要的地方——哮喘病和 COPD 患者严重哮喘发作时的支气管上——发挥作用。

没人知道为什么哮喘患者会有这个怪异的软肋，约翰斯顿说。基因可能在其中发挥了作用，环境可能也有份。对于这个谜团的环境部分，约翰斯顿有一个有趣的理论。

"有些哮喘患者可能因为早年接触的致病原太少，导致其免疫系统发育得不够成熟。"约翰斯顿说。这个观点被称作"卫生学假说"。跟其他认同这个观点的人一样，约翰斯顿把最近的哮喘流行归咎于人们年幼时没有接触到广泛的感染性病原体。也就是说，免疫系统要想发育得健康、成熟，接触一定数量的病菌是不可或缺的。"生活在西方国家社区中的人们已看不到白喉、百日咳、腮腺炎、麻疹、肺结核和许多其他疾病的案例了，"他指出，"对普通大众而言，如今人们遭受的感染跟过去比简直微不足道。在我看来，这就是过敏和哮喘变得如此常见的原因。"

卫生学假说最早是在 20 世纪 80 年代末提出的，最近才逐渐地得到了一些圈子的认可。有些科学家反对这个假说的名字，因为它似乎有藐视良好卫生习惯的意味；他们提议给假说改名为"微生物接触假说"。约翰斯顿观察指出："有充分的证据表明，在生命早期大量接触感染物有助于免疫系统的发育成熟，使人们日后不易得哮喘病和过敏症。"他列举了一些相关研究，几乎全是流行病学领域的："出生于农场，尤其是那些接触过动物的孩子，不易得哮喘和过敏症。实际上，在巴伐利亚州农场，奶牛被安置于房子底层，婴儿们会因储粪棚而接触到大量微生物。在那儿，几乎没人听说过任何哮喘和过敏案例。"证据还不止来自农村地区。"即便剔除了如家庭史、是否母乳喂养、社会经济地位等所有已知的风险因子，托儿所里 1～3 岁时一直流鼻涕的孩子长大后得哮喘病或过敏症的概率，仍要比那些不在托儿所的孩子低 50%，"约翰斯顿说，"出生在大家庭里的孩子得病的风险也比独生子低，而大家庭里头生子得哮喘的概率是末子的 2 倍。"

这个理论提出的一个有趣的看法就是，频繁且轻微的鼻病毒感染，在机体形成有效的抗病毒防御的过程中起到了关键作用，尤其是在婴儿期。此论点涉及免疫学的一个重要概念。人体免疫系统中有两类辅助性 T 淋巴细胞：Th1 和 Th2。这两种细胞都特别善于生产细胞因子，即那些能引起炎症或平缓其他免疫细胞的小分子。Th1 型细胞可生产像细胞干扰素这类的细胞因子来应对微生物，还能阻断已知在过敏症中起作用的 Th2 型细胞因子的生产。这两种细胞对我们的免疫抵御都至关重要，两者的平衡是健康的免疫应答的关键。卫生学假说认为，如果一个孩子的免疫系统没有受到足够多微生物的侵扰，其分泌的 Th1 型细胞因子数量就会降低，而 Th2 型细胞因子的多样性也会发生紊乱，导致过敏症。

约翰斯顿解释说，婴幼儿期是免疫系统快速发育的时期。"对胎儿而言，免疫应答尚不成熟的标志就是 Th2 型细胞在响应中占主导地位（很可能是因为这能保障婴儿免受母体免疫系统的攻击）。在婴儿期，Th2 型响应逐渐过渡为 Th1 型（能产生细胞干扰素的）响应。在患哮喘病的儿童中，应对病毒感染时，启动 Th2 型响应居多。他们的免疫系统向正常 Th1 型响应转化的过程被某些东西阻断了。"

这个理论认为，我们的 Th1 型系统需要接触一定的病原体才能发育健全。如果没有得到抗击病原体的"锻炼"，Th1 型系统就会发育不良，而 Th2 型细胞则会矫枉过正，导致免疫系统对花粉、皮屑这样的无害过敏原产生强烈的过度反应。"目前的证据表明，一个人在童年期接触到的包括感冒病毒在内的感染性病原体的总量，是影响免疫应答从 Th2 型过渡到 Th1 型的关键

因素，"约翰斯顿说。他提出，只有在早期从其他孩子或动物身上接触到微生物，孩子们的免疫系统才能得到应有的锻炼，从而对导致过敏和哮喘的刺激物产生更强的耐受性。他说："我要对所有的父母说：不知这是否算是一种安慰，你的孩子小时候越是经常流鼻涕，长大后他们越是不会得哮喘。"

另一个支持卫生学假说的证据来自抗生素的效用。研究显示，两岁前使用含口服抗生素的治疗方案跟长大后患上过敏症有相关性。原因至少有两点：抗生素可能会打乱我们肠道内那些已知能有效塑造肠道相关免疫组织的正常菌群；使用抗生素来杀灭病原体，还可能会扰乱病原体在完善我们免疫系统过程中所起的作用。

约翰斯顿和其他人正在着力研究一种替代疗法，使人们即使不从牛舍或托儿所实实在在地感染上感冒病毒，免疫系统也能发育成熟。"我们也许能找到用非感染性刺激来激活免疫系统的方法，从而模拟出儿童在牛舍里不断受感染的效果，"他说，"这些刺激物是没有感染性的，就好比是病毒或细菌的'签名'，虽不会引发症状，但却一样能激活免疫系统。"

人们普遍认为卫生学假说尚不完善，或者说它对感染在哮喘病和过敏症中所起作用的解释过于简单。与诸多夺人眼球的理论一样，这个假设也与一些事实相悖。比如，农村或卫生设施不良的环境中也存在大量的过敏性疾病案例；此外，该理论主要适用于如花粉热和哮喘这类呼吸道过敏性疾病，但对于如皮炎这样的皮肤类过敏症就说不通了。还有个难题：有些证据表明，早期感染实际上反而会增加易感儿童患上哮喘病和其他过敏症的概率。有些科学家怀疑，这个相关性是不是我们想象出来的——把本不存在的关系解读成因果性，这种错误在流行病学研究中出现的概率还不低。"证据可能是有偏差的。"比吉特·温特说。大部分哮喘病研究都是回溯性的，也就是说，只有一个孩子患上哮喘后，他们才回过头去审视他的病历。这类回溯性研究常常有偏差问题，这跟前瞻性研究不同，后者是从婴儿期开始跟踪一个案例，看多年后他是否患上哮喘。拿抗生素这一点举个例子吧。早年使用抗生素和哮喘发病率高这两者相关的原因可能是，患哮喘病儿童的哮喘症状被误诊为呼吸道感染,因而早年接受抗生素治疗的可能性更高。换句话说,童年早期呼吸道感染和后来患上哮喘病这两者的相关性可能与抗生素完全无关。

而像孩子早年上托儿所和长大后得感冒次数更少这样的相关性,可能是多种其他因素共同作用的结果,温特说。"不上托儿所的孩子过敏症和哮喘病发病率之所以更高,可能是因为在家接触了尘螨。"而尘螨是臭名昭著的病原体。"不是所有的家庭都跟我们所设想的那般干净,"温特说,"上托儿所的孩子比不上的孩子更少得哮喘病,可能是他们接触到的尘螨更少的缘故。我们无法穷尽所有可能性。"在温特看来,接触一定数量的细菌和病毒可能是好事。"但不能太多,平衡是关键。"

→ 注 释 ←

我对佩奇·维莱患病和腺病毒14爆发的转述取材于美国疾病预防与控制中心出版的 *Morb Mort Weekly Rep* 56(45): 1181–1184; 还 来 自 Louis Arana-Barradas, "Michelle's Yellow Rose," *Airman Magazine March/April* 2008: pp. 10–14。感冒病毒的致病性和传播性握手言和的讨论请参见: "Evolution from a virus's view," December 2007, www.evolution.berkeley.edu.

关于鼻病毒在其他疾病中所扮演的角色的讨论,请见: R. B. Turner, "Rhinovirus: More than just a common cold virus," *J Infect Dis* 195: 765–6 (2007); N. G. Papadopoulus and S. L. Johnston, "The rhinovirus—not such an innocent?" *Q J Med* 94: 1–3 (2001)。采用新型分子检测技术来显示鼻病毒在哮喘发作中所起作用的研究发表于: E. K. Miller, "Rhinovirus-associated hospitalization in young children," *J Infect Dis* 195(6): 773–781 (2007).

塞巴斯蒂安·约翰斯顿的研究发表于: N. W. Bartlett et al., "Mouse models of rhinovirus-induced disease and exacerbation of allergic airway inflammation," *Nature Medicine* 14: 199–204 (2008); S. D. Message et al., "Rhinovirus-induced lower respiratory illness is increased in asthma and related to virus load and Th1/2 cytokine and Il-10 production," *Proc Natl Acad Sci* 105(36): 13562–13567 (2008); S. L. Johnston, "Innate immunity in the pathogenesis of virus-induced asthma exacerbations," *Proc Am Thorac Soc* 4: 267–270 (2007); P. A. Wark et al., "Asthmatic bronchial epithelial cells have a deficient innate immune response to infection with rhinovirus," *J Exp Med* 201(6): 937–47 (2005); S. D. Message and S. L. Johnston, "Viruses in asthma," *Br Med Bull* 61: 29–43 (2002).

关于卫生学假说的讨论出自: W.O. Cookson and M.F. Moffatt, "Asthma—an epidemic in the

absence of infection," *Science* 275 (5296): 41–2 (1997); S. L. Johnston and P.J.M. Openshaw, "The protective effect of childhood infections," *Br Med J* 322: 376–377 (2001); S. Illi et al., "Early childhood infectious diseases and the development of asthma up to school age: a birth cohort study," *Br Med J* 322: 390–395 (2001)。关于轻微的鼻病毒感冒在机体形成有效的抗病毒防御中所起作用的理论请参见：J. Yoo et al., "Microbial manipulation of immune function for asthma prevention. Inferences from clinical trials," *Proc Am Thoracic Soc* 4: 277–282 (2007)。关于抗生素和哮喘之间关联的讨论详见：Rotbart (2008), p. 156.

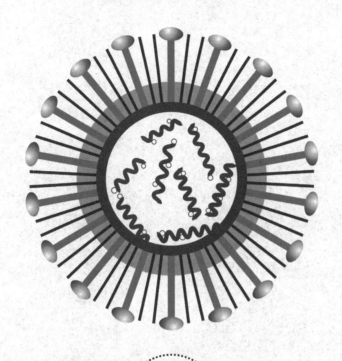

第七章

消灭感冒

　　我竭尽全力想治愈感冒。我试过红酒、烈酒、卷烟，我还吸食数量可观的鼻烟。我睡在潮湿的屋子里，但这都无济于事；我深夜才归家，但找不到任何可见的方法！谁能让我脱离这死亡之躯？

——查尔斯·兰姆

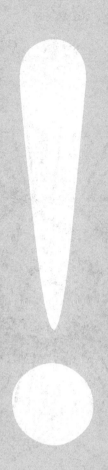

对感冒疗方的探寻已遭遇过许多死胡同，进展如一潭死水。但绝少有可跟第一次世界大战之后美国化学战争服务处（CWS）所做的探寻相提并论的尝试。1924 年 5 月 22 日，据《纽约时报》报道，总统卡尔文·柯立芝（Calvin Coolidge）坐在一间经特别设计的、密不透风的氯气室里，吸入致命的酸性气体混合物长达 1 个小时。

他为什么这么做？为的是让鼻涕消停下来。这令人想起为治疗威灵顿公爵的耳聋，庸医往他耳内倒酸水这一不幸的事件。威灵顿公爵因难以忍受他一只耳朵的弱听症，便急不可耐地请了一个江湖郎中，而那名庸医则试图用给他耳朵注射一管强腐蚀性溶液的方法来治疗。酸液穿透了可怜的公爵的内耳，毁了他的鼓膜，令他陷于耳聋和痛苦之中。还好，跟他一比，柯立芝总统的境遇还没那么糟。

柯立芝总统的医师试图寻找能快速治愈感冒的良方。他有充分的理由畏缩：柯立芝才刚刚从前任总统沃伦·G. 哈丁（Warren G.Harding）那里接掌统治权，后者在 9 个月前一次去往西部的旅途中死于感染，感染症状起初像是感冒，可随后却发展为支气管肺炎。而柯立芝过去很容易染上严重的呼吸道疾病。他年轻时，在赶往阿默斯特参加入学考试的一辆列车上得了感冒，那场感冒严重得让他只好回到佛蒙特的家中。此外，他还患有哮喘病，而感冒会大大地加重哮喘症状。

一剂能治病的氯气？正中下怀。

在此之前两个月，美国化学战争服务处在《美国医学会杂志》（*Journal of the American Medical Association*）上发表了氯气治愈力的新发现。化学战争服务处居然跟治疗扯上了关系，这看上去好像有点奇怪，但就像医学杂志《柳叶刀》（*Lancet*）1921 年所评论的那样，"极少有人会向医生咨询感冒问题，但基本上每个人都会向化学家咨询"。自 1922 年开始，这个服务处已经在一个充满氯气蒸气的小房间里，用毒气杀伤了几百名感冒和其他呼吸系统疾病的患者。根据这篇论文的作者，即埃奇伍德兵工厂（Edgewood Arsenal）的爱德华·维德（Edward Vedder）上校所说，在 931 名接受治疗的病患中（其中大部分是感冒患者），约有 70% 的人声称他们"痊愈"了，意思是说第二天早晨症状已"完全消失"，还有 23% 的人说他们情况有所"好转"。

用氯气来治疗感冒这个主意是受氯气厂工人的启发。人们观察到，那些战争期间在氯气工厂生产这种有毒气体的工人，能免受感冒和流感的困扰，这真是不可思议。那些暴露于强烈、刺鼻的氯气烟雾中的前线战士，跟在后方支援的战士相比，也很少得感冒。早在 100 年前，医师就已注意到，在漂白厂附近工作或生活的人比其他人更不易患呼吸系统疾病。

氯气被认为是一种类似于"肉中刺"（thorn-in-the-flesh）的疗法。维德（被《时代》周刊评为"化学勇士"）提出："氯气的刺激性能促进黏液流动，清洁黏膜表面，导致大量的咳嗽及流涕。"因氯气的氧化反应，它还被认为能排除身体毒素，加强白细胞活力，以利于抵御入侵的微生物。

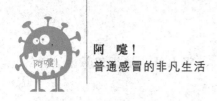
几乎一夜之间，氯气疗法就在感冒、支气管炎和百日咳患者中流行开来。在国会大厦参议院拨款委员会旁的一间特殊房间里，化学战争服务处用毒气熏蒸了 750 多人，其中有 23 名参议员和 146 名众议员。陆海军的主治医生办公室里，氯气熏蒸室则为将近 3000 名军人和平民提供了治疗。氯气喷剂则是针对普通大众的，它是一个便捷的可折叠管，里面含有 50 剂量的药剂，只需 0.5 美元，标榜只需 1 剂量，就可"在 3 小时内击溃感冒"。

柯立芝总统接受的氯气疗法像个三重奏：接连几天每天接受 1 个小时的治疗；充足的休息调养时间；给这一行业做宣传。事实上，有一家报纸就此调侃道："柯立芝总统使氯气疗法变得如此时髦，让那些在圣诞节之后就没打过喷嚏的赶时髦人士都想要接受一些细菌的洗礼了。"

爱德华·维德甚至还提出在公共场所（当然，需加以妥善监管）预防性地使用一些氯气，以阻断感冒和其他呼吸系统疾病的传播。"有充足的理由相信氯气可被用于学校、剧院和其他公众聚会场所，以达到预防呼吸道感染的目的，"他写道，"任何机构，只要有通风系统，就可引入一定量的氯气并设置合适的室内浓度。它还可用于学校，每周多次，一次 1 个小时。"

正如历史学家埃德蒙·罗素（Edmund Russell）所说，氯气疗法奇迹般地将一度备受指责的杀伤性战争武器彻底改头换面。但它真的是治疗感冒的神奇疗法吗？医疗机构难以苟同。维德的研究没有设置对照组实验，而且当科学家试图加设对照组重复他的实验时，他们发现氯气对感冒的治疗效果并不比其他疗法好。一位医师说道："'大部分人在……7 天内痊愈'……这仅仅是印证了大部分感冒有自限性、持续时间短的特点。"氯气就相当于那时流行的其他疗法，不管是多佛粉（Dover's Powder）、泻盐，还是热芥末足浴，总之，跟土药方比并无二致。

* * *

如果你在古罗马生活，你可能会遵循普林尼处方，通过亲吻老鼠毛茸茸的吻部来缓解感冒。在美洲殖民地，你可能会把你的脚浸在冰冷的水中，切换到托马斯·杰斐逊（Thomas Jefferson）模式，或是剥去橙子薄薄的皮，内皮朝外卷起来，每个鼻孔各塞入一个。或者，你会听从威廉·巴肯刊载于《家庭医药》（1772年）的建议："躺上床，把你的帽子挂在床脚上，一直喝水，喝到你能看到帽子变成两顶为止。"这至少能让多数感冒症状变得不痛不痒些。

如果你在1895年染上感冒，你可能会听从《科学美国人》（Scientific American）的建议："每天用含一丁点硼砂的温水浸湿鼻子两次。无需注射器，只需简单地将鼻子浸入一盆水中，用力呼气和吸气，在会厌处屏住呼吸，这样鼻通道就能被完全浸润。当然，注射器也有它的好处，尤其是从整洁的角度来讲。"如果你谨遵外祖母的教诲，你可能会用油脂涂抹鼻子，或者滥用亚历山大·弗莱明①的应战配方："睡前酌一口热威士忌——虽不科学，但很管用。"

正如感冒专家小杰克·格沃特尼曾说的，今天用的感冒疗法几乎跟昨天的一样荒谬。如今，基本上每年都会冒出一种热门的新感冒药，但结果终究是令人失望的。今天的神奇疗法就是明天人们的笑柄。

不久前，我偶然发现了一份博物馆目录册，它是关于旧时感冒疗法的，拿它跟新出的目录册比对简直是乐趣无穷。从根本上讲，感冒药所历经的变化比我们想象中的要小得多。举例来说，如今的药柜里有泰诺多症状感冒药，用于"快速缓解严重的感冒症状"，它所包含的成分种类之丰富令人叹为观止——止痛药、止咳药、减充血剂、抗组胺剂。这看起来非常现代，但当你翻开旧时的目录册时，会发现有些药方的成分几乎一模一样——止痛片、减充血剂、祛痰剂等，不过价钱却便宜得多。比如说，多佛粉就是吐根（ipecacuanha）、祛痰剂、阿片类药物和一种高效止痛片的混合物。多年来，这剂"鸡尾酒"的成分变得愈加奢华。有一阵子，一些感冒药方甚至含抗生素，直到1963年，抗生素才被禁用于商业感冒药中。

---

① 亚历山大·弗莱明（Alexander Fleming，1881—1955），英国微生物学家，他在1928年发现了青霉素，并于1945年获诺贝尔生理学或医学奖。——译者注

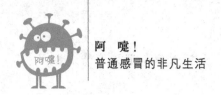
没错，如今药柜里可供选择的药物比过去多了几百种，但没有一种能预防或治愈感冒，而且绝少有证据显示其能缩短感冒时长。有些药物能减轻如流涕或打喷嚏的症状，但都免不了不良反应。

"如果我们过去不做那样的决定，那么也许现在能走得更远，"比吉特·温特说，"回首20世纪五六十年代，那时我们逐步发现引起感冒的是鼻病毒，但美国国立卫生研究院（National Institutes of Health，NIH）的领导们认定，感冒研究没有重要到让政府买单。"过去10年间，联邦政府的资助大多来自美国国立补充替代医学中心（National Center for Alternative and Complementary Medicine），每年约有70万美元——仅占美国国立卫生研究院年度总预算300亿美金中的0.002%。"

"他们决定让私营药厂来资助这类研究，"温特说，"而由于研究的方向是由药厂决定的，所以研究重点就放在了抗生素和抗菌制剂上，而抗病毒研究却几乎被忽略了。这就导致了抗生素的滥用。我们曾预测这会导致细菌产生耐药性，这点现已应验。如今，儿童正死于社区获得性耐甲氧西林金黄色葡萄球菌（methicillin-resistant staphylococcus aureus，MRSA）感染。"

抗生素是在实验室内生产的用于攻击并消灭细菌的化合物。它在抗击感冒病毒上毫无用处，而且也不能预防继发性细菌感染。再者，它还会产生严重的不良反应，如过敏反应。"在感冒治疗上，抗生素根本不顶用。"罗恩·特纳强调说。尽管如此，根据美国疾病预防与控制中心的说法，抗生素处方被误用于感冒治疗的情况每年有超过4000万例。

为何如此？

就像一个医师所说的："全科医生就像杜松子酒铺里的酒吧招待，他面对着用化学手段来改变顾客对世界认知的巨大需求。"这就导致各种类型的成人和儿童药物被滥开的问题，其中包括抗生素、咳嗽和感冒药。

"在医学院，你所受的训练是告诉患儿的父母：'这只是一种病毒而已'，然后把他们送走，"儿科医生汤姆·鲍尔（Tom Ball）说，"可实际操作中，你将发现这会惹恼许多父母。于是你开始推荐还没被证实的疗法。医药公司的代表出现了，他跟你展示减充血剂和止咳药，没过多久，你就说服了自己，嘿，如果小孩的咳嗽很严重，吵得人睡不着觉，那么一剂安全剂量的含可待因的止咳露应该不碍事吧？就算你知道一项又一项的研究已经表明止咳露基本没效果，但这好歹能撑走家长啊。"

这种思维模式可以很好地解释一项 2008 年做的问卷调查，该调查发现，不论是一年中的哪个星期，每 10 个孩子中都有 1 个正使用一种非处方止咳药或感冒药。这个统计结果令人不安。最近的研究表明，这些药物不但对孩子没有好处，而且还会导致严重的、有可能危及生命的不良反应，如荨麻疹、嗜睡、呼吸困难甚至死亡。同年，美国食品药品监督管理局（FDA）就建议，不要给六岁以下的婴幼儿使用感冒和咳嗽类药物。

大多数非处方咳嗽和感冒配方如按建议量服用，对成人而言其实并不危险。尽管如此，小杰克·格沃特尼仍建议大家服用单一成分的药物：一种是非甾体类抗炎药（NSAID），如布洛芬或萘普生，以舒缓咳嗽、全身乏力和喉咙痛；另一种是第一代抗组胺剂（可能会使你昏昏欲睡的那种），它是一种能阻断体内组胺反应的化合物，可用于缓解流涕和打喷嚏。

人们极易过量服用复合成分的感冒药，尤其是含止痛成分的药物。极少有人会阅读药物标签上小号印刷的文字，比如说他们很可能不会意识到一剂量的维克斯 44 号特别调理配方中的对乙酰氨基酚含量达 650 毫克。如果你恰巧同时也在服用其他如泰诺这样含对乙酰氨基酚的药品，且用量为最大推荐剂量的话，那么你的肝很可能会出问题。有些感冒药含大量的糖和变相的糖分，那么这对糖尿病患者和正在执行控糖饮食的人都会造成麻烦。还有些药物则会导致危险的不良反应。比如说，伪麻黄碱是像速达菲（Sudafed）这样的口腔减充血剂的活性成分。它能收缩血管，且收缩范围不局限于鼻周，它还可使血压升高，心率加快，而这些对有心脏疾病的人而言是尤其危险的。如果连续三天以上使用局部减充血剂，则会导致"复发性"鼻塞，其症状将比原先还严重。

既然如此，人们想寻找替代疗法也就不足为奇了。其实人人都有自己

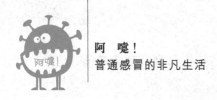

所信赖的"天然"疗法。如果你问 15 个人，他们最喜欢的感冒疗法是什么，你大抵会得到 15 种答案。我有一个朋友坚信用苹果醋漱口能遏止感冒发作，她一旦感到喉咙后面有痒痛感，就会在便利店停车，买瓶果醋，然后在停车场摇头晃脑地漱口。

过去几千年来，鸡汤早已成为外祖母们（包括我的外祖母）的感冒药方。这至少可追溯到 12 世纪，那时埃及的犹太医师、哲学家迈蒙尼德（Moses ben Maimon, Maimonides）已在他的论述中把鸡汤作为安抚、滋补和水分的源泉推荐给感冒患者了。"肉应取材自老公鸡或老母鸡，鸡肉要连同汤一并服用，因为这类家禽有疏通郁结之气的功效。"

最近的研究表明，鸡汤可能不仅仅是种祖母霉素[①]。鸡汤不但是所有传统文化中用于喂食病儿，使其身心舒适的配方，而且可能的确具有医学价值。这可能单单是因其能补充体液，或是喷香的蒸汽能疏通鼻通道的缘故。或是因为鸡汤内发现的一种神秘成分，半胱氨酸。已知这种氨基酸能断裂构成黏液蛋白的化学键，降低黏液的黏性，或者说黏稠度，从而使鼻通道畅通无阻。

内布拉斯加利福尼亚州立大学医疗中心的肺病专家斯蒂芬·雷纳德（Stephen Rennard）却另有一种理论。几年前，雷纳德决定测试鸡汤的疗效。多年来，每当感冒在他的大家庭里流行时，他妻子就会利索地炖一锅鸡汤。那鸡汤口感是她立陶宛籍的奶奶家的，原料混合了多种风味，有鸡肉、洋葱、甘薯、欧洲萝卜、白萝卜、胡萝卜、芹菜茎、香菜、盐和胡椒粉（详见附录食谱）。"她告诉我，鸡汤能让感冒好得快，"雷纳德说，"我已经听了几千万遍了。随后我开始思索：'好吧，没准它真有抗炎症的功效。'"如果说感冒症状是由炎症响应引起的，要是鸡汤能抑制炎症的话，那么鸡汤很可能真能缓解感冒症状。

---

① 祖母霉素（bobamycin）表示具有理疗功效的鸡汤配方。得名如此一是因为最早的鸡汤配方出于犹太典籍，而鸡汤通常由祖母烹饪，Boba 在犹太语中意为祖母。又因鸡汤有医学功效，故加上 mycin（霉菌素，可抗菌）作为后缀。——译者注

1993 年，雷纳德做了一个不太正规的实验室研究，并以摘要的形式递交了实验结果——主要是为了博君一笑。7 年后，他以《鸡汤能在体外抑制中性粒细胞的趋化》为题的论文发表于美国胸科医师协会的同行评议期刊《胸科学》（Chest）。该研究的目的是确定鸡汤是否会减弱中性粒细胞的活动，中性粒细胞是感染处常见的白细胞，它们会积极参与炎症响应。雷纳德从健康志愿者捐献的血样中收集了中性粒细胞。随后他将细胞置于不同成分配比的鸡汤中，包括单纯的肉汤和肉汤与其他不同成分的组合。毋庸置疑，他发现鸡汤能抑制中性粒细胞的活动。研究者尚无法确定这种影响是由哪种具体成分造成的，但他们已经知道单单肉汤并不能产生这种效果，还需蔬菜和鸡肉这些共同赋予肉汤风味的神奇组合。"我认为是混合烹调的产物，"雷纳德说，"虽然我们尚未知晓这种生物活性物质的特性，但它应该是可溶于水或是可萃取的。我们不建议把胡萝卜蓉或者其他蔬菜当作药方，但鸡汤却值得推荐。"私房鸡汤和奶奶家的鸡汤都同样奏效，罐装鸡汤也是如此，如"家乐"（Knorr）鸡味鸡肉面条，"坎贝尔"（Compbell）家制鸡肉菜，还有立顿 A 杯汤和鸡肉面。在雷纳德论文的致谢部分，他向欧文·西蒙（Irwin Ziment）博士表达了感谢。但他没用欧文的鸡汤配方作为研究的对照组——"拿奶奶家的鸡汤食谱作为研究对象也总得有个限度啊"。雷纳德实验室里飘出的诱人鸡香吸引了许多同事，其中还有人打趣道："这可是我人生中唯一一次可以品尝实验样品的经历。"

呜呼！有些一心想要毁掉鸡汤理论的专家指出，仅仅因为鸡汤能引发培养皿里的免疫细胞产生变化，还不足以说明它能实实在在地影响感冒进程。然而，尚没有人做过随机、双盲、并剔除安慰剂效应的对照试验来研究用鸡汤治疗感染的好处。两位来自特拉维夫大学的狂热的鸡汤爱好者觉得，这样的研究极难达成，因为"剥夺对照组的鸡汤，在我们看来，是不道德的"。

在治疗感冒的大众疗法中，没有比维生素 C 研究得更透彻的了，这还得归功于历史上的一桩怪事。在莱纳斯·鲍林（Linus Pauling）事业的顶峰期，他因获得两项诺贝尔奖而一举成名，一项是化学奖（1954 年），另一项

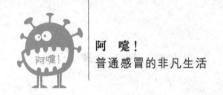

是和平奖（1962 年）。在他晚年 70 岁的时候，他把目光聚焦在了维生素 C 上。他 1970 年出版的《维生素 C 和感冒》一书中，声称服用高剂量的维生素 C 不仅能预防感冒，还能缓解症状。鲍林的声望为这一证据匮乏的理论赢得了支持。自他的书出版后，已有超过 30 项涉及超过 1 万人的临床试验考察了每日服用维生素 C 的效用。结果显示，维生素 C 并不能预防感冒，充其量也只能将症状的持续时间稍微缩短一点点（甚至连鲍林自己的实验室做的研究也下结论称，每日服用高剂量的维生素 C 能缩短的感冒时长仅为 0.7 天：从 7.8 天缩短到 7.1 天）。服用维生素 C 并不会让你远离感冒——除非你从事极限运动或暴露于极端严寒的环境中。不少研究表明，对那些生活在极端条件下的人（比如从事耐力运动或暴露于冰天雪地之中的士兵、滑雪者、还有马拉松运动员）而言，每天一口气吃下 200 毫克的维生素 C 能将感冒发病率降低一半。尽管过去已有大量研究，但维生素 C 的研究仍在继续。

多年来，我们家最爱的感冒补充剂类的"疗方"是锌含片，这倒没什么特别的缘由。据宣传，这种矿物质既能减轻症状的严重程度还能缩短感冒时长，但高质量的研究就锌片的效果唯一达成一致的意见仅仅是：锌片会在嘴里留下苦涩的药味。锌片被当作感冒疗方的呼声始于 1984 年，那时得克萨斯州的一名城市规划师乔治·伊比（George Eby）坚信锌片能有效治疗感冒，他的论断源于他三岁大的女儿凯伦的经历。凯伦那时正在接受免疫抑制化疗以治疗白血病，因此伊比让她使用多种营养补充剂，试图增强她的免疫力。6 月的一天，凯伦得了特别严重的感冒，虚弱得连爸爸给的锌片都无法咀嚼或吞咽，于是她便把锌片放在舌下含服，任其融化。据称，她的感冒症状消失了。伊比大为震惊，便筹划了一个临床试验来检验锌含片抗击感冒的效果，他发现锌片的确有一些好处。随后的实验室研究表明，锌可能具有抗病毒和抗炎症的效果。

我宁愿相信，锌含片的确有效。尽管其回味令人不悦，我还是相信我们家作为锌含片一直以来的忠诚拥护者是有原因的。然而，锌含片往日的光彩如今已消失殆尽。在小杰克·格沃特尼和他的同事近来回顾了多方面的证据后，他们得出的结论是，尚未有证据显示锌含片具有有益健康的功效。

这类表明"天然"感冒疗方并无效果的确凿数据，并未延缓制药业的发展。如今，替代疗法的国际市场交易额可达 400 亿美元。到 2002 年为止，预防感冒和"增强免疫系统"被列为人们使用辅助疗法和替代疗法第二常见的原因（仅次于后背酸痛）。三分之一的美国人和 40%～70% 的欧洲人用天然药物来治疗感冒。哈利•罗特伯特称，维生素、矿物质，还有草药等这类膳食补充剂的问题在于，制造商可以随意吹嘘千奇百怪的健康益处而不用为此负责。不像药品，膳食补充剂的制造和销售并不受政府严格的监督。制造商既不需要记录安全性和有效性，也没有生产质量的最低标准，甚至配方和剂量的标准化要求也没有。实际上，他们甚至不用证明瓶子里是不是真有标签上所列的成分。

"关于感冒，有一点特别令我着迷，"罗恩•特纳说，"那就是它反映出了我们的决心，只要我们相信它管用，再疯狂的事咱也愿意试，不管是用醋漱口还是用水汽熏蒸。即便没有证据，即便会损伤我们的身体，单单凭一些让我们认为有效的轶事经历，我们就会拿自己做实验。尝试用厨房水壶的水汽熏蒸是一回事，花大钱就是另一回事了——但还真就有人这么干。我们乐于花大钱，冒大险，仅仅是为了缓和迟早会自行消失的轻微疾病。"

那么，那些所谓的感冒药方到底有效吗？

科学家们仍在试图解决这个问题。特纳称，关于这些药方的临床试验有大把的文献，但大多质量较差。比如，研究一般规模偏小（如果药方确实有疗效，那也只能在有大样本病患的试验中才看得出来，因为效果太微不足道了）。又比如，很多研究只依据传闻或轶事类的疗效报告，而并没有真正理解了药物活性成分或提出作用机制。"这就意味着，这些研究并不遵循特定的假设，因而疗效是巧合发现的可能性更大，"特纳解释说，"把抗氧化活性和提升免疫力归功于草药这样的含糊论断，并不足以称为临床研究的上佳设计。"有些研究并未做到让被试不知情，因为药方独特的口感和味道是很难掩饰的。任何含服过锌片的人都知道特纳的意思：苦涩、浓厚

的药味是瞒不住人的。也许关于草药最重要的是，研究结果不一定是由草药本身成分迥异所致。

以紫锥花为例。它是园丁所熟知的紫锥菊，花朵看起来有点像低垂的雏菊。夏安族族民[1]用窄叶紫锥菊（*Echinacea angustifolia*）的叶和根冲泡的茶来缓解喉咙肿痛，他们咀嚼淡紫花紫锥菊（*E. pallida*）的根作为感冒药方。巧克陶族族人[2]则把紫松果菊（*E. purpurea*，是药效最强的一种）的根酊[3]用作止咳药。科学家估计，紫锥花中的某些特定成分也许能抑制促炎症细胞因子的分泌，但这还有待证实。最近一项关于紫锥花的文献综述发现，服用这种草药并不能帮你预防感冒，但它也许能把感冒时长缩短1.4天。这项结果令人颇感惊讶，因为近期发表的一些可靠的试验表明该草药并无疗效，即便有也十分有限。这类荟萃分析（meta-analysis）的问题在于，它囊括了一系列的相关研究，而这些研究不仅质量良莠不齐，而且连紫锥花的种类也不尽相同。

"很重要的一点是，要记住紫锥菊并不是一种产品。"特纳说。他于2005年针对这种草本做的广受赞许的研究发现，它基本没有疗效。"被用作草药的草本不仅分属三种不同的物种，而且还是不同时期、从不同原野采集、收获而得的。植物的不同部分（根、花、叶、茎）经多种方式萃取而制得成品。所有这些步骤对终端产品都有巨大影响。"特纳说道。目前，顶着紫锥花标签的产品实在是不胜枚举，要判定哪种奏效哪种无效，实在是难于上青天。即使是同一厂家生产的，一种紫锥花滴剂跟另一种之间仍不尽相同。"也许有些类型的紫锥花是奏效的，"特纳说，"但举证的责任要落在出售者身上。"在生产商使他确信紫锥花产品的确奏效，并解释清楚其为何有效之前，特

---

① 夏安族（Cheyenne）是美国大平原的原住民，属于阿尔冈昆语族。北夏安族人分布在蒙大拿州的北夏安族印第安人保护区。南夏安族人和阿拉帕霍族组成夏安和阿拉帕霍部落，居住在俄克拉何马州南部。——译者注

② 巧克陶族（Choctaw），是美洲原住民中的文明化五部族之一。早期他们分布于美国东南，现在主要分布于密西西比州、加利福尼亚州、俄克拉何马州、得克萨斯州、亚拉巴马州及路易斯安那州。——译者注

③ 酊：酒精和药品的混合物。——译者注

纳不打算对其再做研究了。"我不会再用感冒病毒去折磨新一批的志愿者了，因为结果只会是又一种紫锥花被证明无效。"

当然，草药没什么好嗤之以鼻的。草药能有效治愈各种疾病这点有着悠久的传统。现今最有效的药物中，不少都取材自草药，从柳树皮（阿司匹林）、罂粟花（吗啡）、麻黄（麻黄碱），到洋地黄（洋地黄）。但至少到目前为止，几乎还没有证据支持大多数流行的新草药和天然感冒疗法所吹嘘的效果。但这并没有让生产商消停下来，他们依旧将草药吹捧为上帝赐给感冒患者的礼物。而对大众而言，他们对大规模临床试验结果的兴趣似乎远不如对轶事和推荐的兴趣大。越是居家实用越好。

2004 年秋季，一位前任二年级教师做客《奥普拉脱口秀》（Oprah Winfrey Show），声称她创造了一个"神奇的感冒克星"。维多利亚·奈特-麦克道尔（Victoria Knight-McDowell）的故事是这样的，她是一名老师，也是一位母亲，她发现自己不断地得感冒。在营养师和草药专家建议的武装下，她"奔入厨房"，打响了与感冒的攻防战。她用草药、维生素、电解液和氨基酸炮制了一剂药方，并给家人和朋友们试用。再没有比这更居家实用的药方了。

随后奈特-麦克道尔和她的好莱坞剧作家丈夫厚着脸皮给这个取名为"空降兵"（airborne）的药方大搞广告宣传。维多利亚自己出马，配合一些卡通病菌，还请了好些好莱坞明星给空降兵所宣传的效果作证——无论如何，凯文·科斯特纳（Kevin Costner）和莎拉·杰西卡·帕克（Sarah Jessica Parker）总不会一齐发懵吧？广告就跟感冒一样开始频繁出没于广播和电视节目上，如《拉什·林堡秀》（Rush Limbaugh Show）、《劳拉·施莱斯辛格博士秀》（Dr. Laura Schlessinger Show）、《危险问答》（Jeopardy）和《命运之轮》（Wheel of Fortune）。空降兵泡腾片简直是"药到病除"。"在进入带有细菌的环境前服用一片，你就能迅速得到保护。"已经得了感冒怎么办？经临床证明，"空降兵能把大部分感冒扼杀在摇篮里"。

这些广告（如果说不是产品本身的话）创造了奇迹，使空降兵成为了

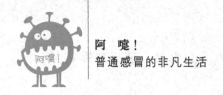

美国头号天然感冒药方，年销量达 1.5 亿美元。

随后，2006 年年初，美国广播公司（ABC）的《早安美国》（*Good Morning America*）栏目对空降兵做了披露，它所标榜的临床试验的费用原来是由生产商资助的，且没有任何科学家或医生的参与。进行该试验的 GNG 制药公司仅仅是个二人团伙，这家公司成立并受空降兵资助的唯一目的就是进行那项试验。总之，空降兵没有任何有效数据来支撑它所吹嘘的疗效。那年的晚些时候，一名消费者对空降兵的虚假广告提起了诉讼。大卫·威尔逊（David Wilson）是南加利福尼亚州的一名驯马师，在前一年 10 月去欧洲的一趟航班上购买了空降兵药片，以期能抵御感冒。他谨遵说明书上的指示（"在进入拥挤的环境，如飞机、办公室和学校前服用"），但还是染上了恼人的感冒。他继续服用药片，期望能尽快康复。但他没那么走运，感冒还是一样严重，持续的时间跟他过去得的感冒一样长。

威尔逊的案子引发了大众针对这家公司虚假广告的集体诉讼，该诉讼是由监督组织公共利益科学中心（Center for Science in the Public Interest）发起的。"空降兵充其量就是个经巧妙炒作、欺骗性营销的，价格虚高但乏善可陈的维生素片。"该组织的资深营养师大卫·夏德（David Schardt）说。再者，彼时的推荐用量中含过量的维生素 A，这也可能很危险。该诉讼指控称："空降兵仅仅是一大堆'狗皮膏药'欺诈案件中的又一个范例，它利用消费者的无知和对简易感冒药方的祈望来牟利。"

不久，美国联邦贸易委员会（Federal Trade Commission）也严厉谴责空降兵公司称："没有任何确凿可信的证据证明按规定服用空降兵产品能缓解感冒，缩短感冒时长，或给在拥堵场所暴露于病菌之中的人提供任何有形的好处。"2008 年，空降兵同意退款给购买过产品的消费者，此举为 3000 万美金和解协议的一部分。该公司否认任何过失，但诉讼结束后，它确实调低了片剂中维生素 A 的含量，声明的疗效也有所收敛。包装上的"感冒"二字不见了（一并消失的还有对 GNG 临床试验的引用）。如今，空降兵自诩为一种"能增强免疫系统的草本健康配方"，这多少有点讽刺意味，因为我们现在已经知晓感冒症状的本质了。

空降兵在夸大其词方面并非个例。含糊其辞的声明与噱头在感冒药营销市场上可谓大行其道，而公众受此影响的程度之深似乎不亚于感冒本身。一种叫"感立消"（Cold-EEZE）的锌含片声称其"经临床证明可使感冒时间减半"，而另一种采用顺势疗法①的锌产品"锌堪"（Zicam）则声称可把感冒周期缩减好几天。罗杰·贝尔科维奇（Roger Berkowitz）是正宗海鲜馆②的大老板，他对锌堪的标榜似乎统统买账。"如果你感到有点儿憋气，那就来见我吧，"他在博客中写道，"有 80% 的概率，锌堪能把感冒扼杀在摇篮里。"

锌堪的广告宣传有赖于一个被认为能提升品牌知名度的标志性形象：一头犀牛——"它有着巨大的角和强健的体魄，形象地提醒人们感冒有多可怕"。锌堪的生产商"玛奇斯创新公司"（Matrixx Initiatives）与野生动物频道主持人杰克·汉纳（Jack Hanna）联合发起了一个叫"拯救犀牛，而非鼻病毒"③的宣传活动，汉纳自称是锌堪感冒药的长期用户，同时也是狂热的野生犀牛保育者。每参加 1 人，公司就为犀牛保育捐助 1 美元，该活动参与者还能参与免费非洲探险的抽奖。公司希望这一巧妙的策略能在疲软的经济形势下吸引公众注意力。玛奇斯还提供了一些高科技小玩意儿，包括电脑桌面上感冒、流感的监测软件，它能提供你所在地的季节性感冒和流感暴发情况的每日更新。而对于那些常在路上奔波的人来说，他们还提供了一种能在 T 电信公司（T-Mobile）的终端与苹果手机上应用的程序，让用户只需用邮政编码就可查询感冒和流感的情况。在该产品的网页上，用户还可以看出实时的高危城市（我上次查询的结果是威奇托、奥尔巴尼、坦帕、小石城和弗雷斯诺）。此举大概是为了鼓动即将去往这些城市的人买锌堪吧

---

① 顺势疗法（homeopathy）又称同类疗法，是由德国医生塞缪尔·哈内曼（Samuel Hahnemann）18 世纪创立的一种替代疗法。其理论基础是"同样的制剂能治疗同类疾病"。——译者注

② 正宗海鲜馆（Legal Sea Foods）是乔治·贝尔科维奇（George Berkowitz）1968 年创立的基于波士顿的海鲜连锁餐馆，在美国东西海岸皆有分店。——译者注

③ 宣传口号原文为"Save the Rhino；Not the Rhinovirus"，口号的幽默之处在于鼻病毒与犀牛两个单词的前缀都是 rhino。——译者注

（令我欣慰是，我所在的小城市只有 3% ～ 8% 的可能会有感冒流行）。

这些营销招数似乎的确有效。2008 年，玛奇斯从锌堪产品中获得了 4000 万美元的销售额。但这是在 FDA 发布建议前——由于使用锌堪产品与一些消费者的嗅觉失灵相关，FDA 遂建议公众停用该品牌的鼻用凝胶和鼻药签。此前 FDA 收到了 130 份患者报告，称使用锌堪鼻产品后嗅觉丧失。已知锌对实验动物的嗅觉系统是有毒的，因而对人也可能是如此。有一种理论认为锌堪的胶体泵产生的推动力很强大，足以把有毒剂量的锌推送到敏感的鼻组织中。几年前，玛奇斯最终同意支付 1200 万美元来了结 340 件来自消费者的法律诉讼，他们声称鼻凝胶削弱甚至摧毁了其嗅觉。该公司并不承认自己负有法律责任，表示庭外和解只是为了结束官司。在 FDA 的号召下，玛奇斯的股价一落千丈，于是它发起广告为旗下的其他产品辩护，声称这些产品不但安全，而且是"为缩短感冒而特别调配的，不仅让你感觉上好转，而是真正、更快地好转"。

像其他"天然"感冒药一样，"感冒福星"（COLD-FX）也吹嘘其能预防感冒并缩短感冒时间。感冒福星药片中含有一种北美人参提取物，它最初挤进加拿大感冒和流感类药物畅销榜的第一名，是得益于针对冰球播报员和运动员的推荐展开的大手笔营销战略。当其生产商阿费莎生命科学公司（Afexa Life Sciences，彼时叫做 CV 技术公司）试图在 2006 年进军美国市场时，它在飞机的小桌板上安置了以棋盘游戏的方式呈现的广告。如此一来，它不仅利用了乘客飞行时百无聊赖之感，还利用了他们对空中旅行后感染疾病的恐惧。这是个有效的手法。一个针对 400 名乘客的问卷调查显示，有 80% 以上的乘客用过小桌板，也看见了广告，还记得产品的名字，并能准确地描绘它。只有 7% 的人在搭乘航班前听说过感冒福星这个牌子；而乘机后，一下子有多达 40% 的人表示今后会购买这一产品。2009 年，该产品取得了 4700 万美元的销售额，并入选 2010 年温哥华冬奥会官方指定的感冒和流感类药品。但目前为止，它还难以撬动空降兵在美国市场摇钱树的地位。

　　跟其他天然感冒药不同，感冒福星声称的疗效还是颇有依据的。阿费莎已将产品标准化，并正将其投入到设计严密的临床试验中检验（虽然试验是由该公司自己资助的）。一项针对健康成年人的研究显示，那些在4个月间服用感冒福星的人跟服用安慰剂的人比，得感冒的次数较少，而且即使得感冒症状也相对轻微。试验结果鼓舞人心，可是研究规模太小，同时也缺乏病毒学证据来证实感冒病毒存在与否。一项有780名健康的老年人参与的大型临床试验的初步结果表明，服用感冒福星达6个月的人得感冒的概率要低1/3，而且试验结果通过了病毒检测。

　　感冒福星背后的影响力来自单婕（Jacqueline Shan），她是加拿大阿尔伯塔大学的一名药理学家和生理学家。单女士幼年在中国时，时常得感冒和流感，而她的姥姥常用草药来医治她。"那草药是我姥姥把苦涩药汤加入草本植物制成的，尝起来奇苦无比，"单女士回忆道，"长大后，我对药汤里的成分到底是什么十分好奇。草药学家会说那是个谜——一丁点儿这个，一丁点儿那个——然后再教你如何熬制草药。每次做法都不太一样。快要上学时，我想：'我想当什么人？我想做什么？'当时我很确信自己想学药学，研究药物如何起效，而我对草药尤为好奇。"

　　单女士的好奇心将她指向了一条百转千回的路，她15岁求学于上海医科大学（复旦大学上海医学院），取得中国的博士学位后又去加拿大攻读第二个博士学位（她在节礼日①抵达时，英文很差，也没钱）。最后，她辗转到阿尔伯塔大学彼得·庞（Peter Pang）的实验室。庞先生跟她在草药上有共同兴趣，并鼓励她用生物医学的研究技术来探索天然产品。跟随庞先生完成生理学研究后，他们成立了一个小公司，花了15年时间来测试天然产品，分离其中的化合物，并用科学技术来衡量各成分的免疫功效。"我们测试了几十种草药，包括紫锥花，"她说，"甚至还包括鸡汤。我们做的是一项非常系统全面的研究。"单女士发现，人参含多种能影响免疫系统的成分，有

---

　　① 节礼日（Boxing Day），英国节日，是圣诞节的次日。——译者注

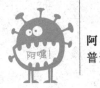

些会干扰其作用，有些则能提升其性能。"人参是中国最有名的草药之一，"单女士说，"主要用于促进健康和补充能量。但因其非常昂贵，小时候我们没有条件经常服用它。"

庞先生和单女士花了近 10 年时间才研发出感冒福星。"要想把草药变成主流医学的一部分，我们得克服两个困难，"单女士说，"第一是标准化。这就回到了我童年时面对的问题，没人知道草药里到底有什么，人参中含有上千种化合物，每粒胶囊、每个瓶子里成分都不尽相同。第二，我们得用生物医学的方式来解释草药影响免疫系统的机制。"

为了回答第一个问题，他们发明了"生化印记"（ChemBioPrint）流程，这是一个能识别天然产品中的化学成分并将其标准化的工具。对于第二个问题，单女士说："经过 15 年的研究，我可以相当自信地阐明感冒福星中的分子物质是如何作用于免疫系统的各个方面的。"单女士的研究表明，人参能激发一系列的免疫因子，包括白细胞和细胞因子，她还指出了一个可能的作用机制，即人参是通过一类叫做"toll 受体"的特殊细胞受体来激发免疫因子的。然而，罗恩·特纳指出，该受体与感冒、流感等病毒感染之间的关系尚不明朗。感冒福星并未声称能治愈感冒，它只是说能增强免疫系统。但是，正如我们所学到的，这可能是把双刃剑。一方面，如果它增强的是细胞干扰素（它能抑制病毒的复制）这类细胞因子的活性，那么症状的严重程度很可能会得到缓解；另一方面，如果它刺激的是致炎性细胞因子，那么可预见的结果可能是症状变得更为严重。不管是天然产品还是其他类似产品，要想证明其能影响感冒进程都是一项非常有挑战性的任务。像人参这样的草药似乎能提升血液中某类免疫细胞或分子的水平。但这些细胞和分子是否恰好是能预防感冒或缓解症状的那种呢？大多数专家认为，还需进行更多研究来证实。关于感冒福星的其他研究正在进行中，其中还包括一项由美国国家癌症研究所（NCI）资助的临床试验。

* * *

如果说诸如空降兵和锌堪这样的天然感冒配方的生产商对他们的产品太过乐观，这也没什么好奇怪的。如果我们并不指望家长个个老实，那么何苦期待感冒药广告里有真相呢？也许，生产商的确坚信他们的产品是卓尔不群的，这就跟一个过分自我陶醉的家长坚信他的孩子有非比寻常的天赋一样。也许正是对良好效果的期待使其发挥了作用：只要消费者信任一种产品，那种产品可能就会帮助他们，不管它实际上有没有效。

千万不要低估安慰剂的力量，威尔士大学加的夫学院感冒研究中心的罗恩·埃克尔斯说。当人们以为自己正在接受治疗时，即便所服用的是完全无效之物，他们的症状也经常会奇迹般地消失，这是患者对药物或对开处方的医师信任的结果。这并不是说症状"仅仅"是心理作用的结果，而是说心理作用确实能产生有益的效果。安慰剂能让疣消失，能缓解哮喘、抑郁症、坐骨神经痛，甚至癌症。有一项研究还发现，那些自以为服用的是晨间止吐药的孕妇的确觉得不那么想吐了，胃也没那么恶心得慌了。实际上，她们服用的是催吐药，可是安慰剂效应却抵消了药物的效果。

"我对安慰剂上瘾了，"史蒂夫·赖特（Steven Wright）开玩笑说，"我可以戒，但戒不戒都一样。"

即使你实际上没有变好，安慰剂也可以让你感觉更好些。"安慰剂"这个词来自拉丁语，意为"我欢喜"，它最早出现于中世纪。杰弗雷·乔叟用它来形容虽言不由衷但还是能安慰人的奉承话。托马斯·杰斐逊通过与他同时代的医生，对安慰剂一词的用法早已了然于心，他写道："我所知的一位最成功的医生曾跟我保证，说他用过的面包丸、色素滴液和胡桃木灰粉末比其他所有的药加起来还要多。"到了新世纪，哈佛大学医学院的理查德·卡伯特（Richard Cabot）承认道："我猜想，跟每个医生一样，我们从小接受的教育就是使用安慰剂，如面包丸剂、皮下注射水和其他设备。"

不适的、介入式的或疼痛的干预疗法的安慰剂效应似乎更强。同样，商标名和价格也会起作用。一项研究报告指出，售价为 2.5 美元的安慰剂效果要优于售价为 0.1 美元的。片剂的大小和颜色也会影响效果。人们发现，

红色和橘黄色的药丸有刺激作用，而蓝色的则起到更强的镇静效果。意大利男人除外，一项研究指出，蓝色药丸能使他们失眠。其作者推断，这很可能是因为蓝色能让意大利人联想到他们活力四射的"蓝衣军团"足球队。甚至还有人猜测药物名称的语言学特点也有影响，比如说"伟哥"①一词既有"伟大"又有"大哥"的意思。这些效果都源于对痊愈的期待。

安慰剂效应在感冒疗法方面也不例外。早在 1933 年，美国明尼苏达大学医学院的院长哈罗德·迪尔（Harold Diehl）就曾把惰性乳糖片给 35 名得急性感冒的学生作"感冒药"服用，然后他们立马报告说自己摆脱了感冒困扰。自那时起，研究人员就注意到，那些在感冒早期服用安慰剂的人症状要轻得多。最近，感冒研究中心的艾尔克斯和他的研究小组发现，安慰剂效应是所有感冒治疗方案中关键的组成部分。

专家相信，那些替代疗法的试验所取得的零星的阳性结果可能归功于安慰剂效应。"它在任何药物或治疗方案中都起效"，小杰克·格沃特尼说，"我可以出门把院子里的小长春花磨成粉，装进胶囊中，如果有人认为它有效的话，它没准果真管用。"如果坚定的信念可以令疣消退的话，对感冒产品的信心也能令感冒症状得以稳定或缓解。这种信心可能来自生活经验。你第一次试用某种感冒药时，感冒好了（感冒早晚会好），但可能巧合的是这次感冒痊愈的速度比以往都快。一夜之间，你就皈依这种药品门下。即便是再怎么怀疑、挑剔的人，也成了信徒。"服用一些东西后，人们经常会感到痊愈得更快，"罗恩·特纳说，"事实上，你不管做什么都会康复。不过到头来，你对一个产品的信念也许真的促进了康复。"

安慰剂的效用毋庸置疑，但其作用机制已困惑了医生们好几十年。新研究表明，有些安慰剂效应可能是大脑分泌天然止痛药的结果，它们被称为内源性阿片类药物，会因大脑对痊愈的期待而分泌。如果阻断这些阿片类物质的作用，安慰剂效应就会消失。对于感冒，安慰剂效应可能是因为

---

① 伟哥英文名为 Viagra，该词的读音能令人联想到意为活力的 vigor，和气势磅礴的尼亚加拉大瀑布 Niagara。——译者注

我们脑海中有类似的智慧或其他某种东西，它能明白如何去平息引起症状的应激态免疫细胞，或至少懂得如何去忽视它们带来的狂躁讯息。

认定治疗方案有益这一信念是不可或缺的。所以人们对临床试验或其他科学证据漠不关心也许恰恰是受自利心的驱使。我得承认，很长一段时间里，我身体的一部分都不愿知晓关于锌的岌岌可危的临床证据：我担心这会毁了我的安慰剂效应。

这个问题还有另一个维度。如果说十个人有十种不同的感冒疗法，那么我们可能得从字面上看待这一现象。也许不同东西在不同人的身上效果各异。如果一个药方能帮助一个人而非另一个，那么这也许是许多微妙的因素共同作用的结果，而信念，绝对是这其中不容忽视的一点。

* * *

为什么我们还没发明出疫苗或有效的抗病毒药物，好让感冒病毒大惊失色呢？这是个好问题。在揭开感冒的神秘面纱这一方面，我们已取得长足的进展，但不幸的是，对于如何治愈感冒，我们依然要面对诸多阻碍。

罗恩·特纳说，感冒药难觅的原因有两个。第一是生物学原因，由于相当多病毒都能造成感冒，病毒也就成了难以捉摸、行踪不定的目标。对某一种或某一类病毒起效的疫苗对别的病毒来说极可能毫无效果。感冒病毒复制过程中经常出差错，所以它们会发生基因"漂移"。这个过程不仅造就了几百种不同的感冒病毒株，而且毒株间还能互相结合产生新病毒株。科学家在 2009 年破解鼻病毒的基因编码后发现，有些毒株可能是当一个人同时被两类病毒感染后，病毒间遗传物质互换后而产生的。而这种基因重组一度被认为是不可能发生的，这就意味着病毒这一目标比我们想象中的要变幻莫测得多。

另一个原因就是操作层面上的了。感冒症状轻微，且会自行痊愈，因此药物要起效得足够快才能称得上有效，罗恩·特纳说，而且价格还得便

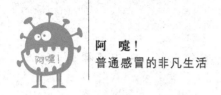

宜。药物研发者说，人们不大会花大钱买药来治疗像感冒这样不起眼的小病，而要研发一种新药，成本至少从 8 亿美元起跳。特纳又补充道："还有一点，药还得绝对安全才行，人们对不良反应是零容忍的态度。这些都让感冒药的研发成为严峻的挑战。"

情况本不该如此。分子生物学革命所取得的长足进展本该令治愈感冒一事大有前途才对。比如说，当研究员在 1985 年破译了人类鼻病毒的分子结构，并发现了鼻病毒用于黏附人类细胞的小把手时，由此找到能干扰其"搭扣"机制的抗病毒药物似乎是顺理成章的事。但事实要比这复杂得多。

有些还在筹划中的药就是这一类型的，它们叫衣壳黏合剂，专门设计用来黏附鼻病毒，以阻止其与人类细胞结合。经检验后发现，其中一种叫曲马卡拉（tremacamra）的化合物在缓解感冒症状方面的效果虽小，却很显著。然而，一直没人据此研发感冒药，因为曲马卡拉只有在感染后 12 个小时内服用才有效，而一般人在感染 16 个小时后才会意识到自己得了感冒。还有，曲马卡拉一天得服用 6 次，这对大多数人来说都极为不便。抗感冒药普来可那立（Pleconaril）取得的进展则大得多，它是第一个递交给 FDA 审批的衣壳黏合剂类药物，不过它最终还是被扫地出门了。在症状发作的 36 个小时内服用普来可那立的人，感冒时间能缩短 1 ～ 1.5 天。这效果看起来不怎么起眼，但有些专家预计这能弥补因病假而造成的生产力损失，挽回巨大的经济效益。可是，随后的研究发现，普来可那立会干扰避孕药的效果，因此其最终因安全性原因而被否决了。"也就是说，你没得感冒，"罗恩·特纳说，"但你会怀孕。对大多数女性而言，这都是弊大于利。"

另一类药物是 3C 蛋白酶抑制剂，一旦它渗透进你的鼻腔细胞，就能阻止鼻病毒复制。虽然其中一种制剂芦平曲韦（rupintrivir）在实验室研究中的初始结果振奋人心，但经自然感染研究证明无效。

十多年来，小杰克·格沃特尼一直在从事一种感冒药的研发工作，它结合了两种特性，一种是抗病毒性（以细胞干扰素的形式），另一种是抗炎性，这两点势必能给感冒一记组合拳。他解释说：必须两者兼具才行，细胞干扰素能抗击病毒并不是因其破坏性，而是因为它延长了免疫反应，就好比四蹄跃起之马的马鞍下的一枚肉刺；而抗炎性则能减弱体内的炎症反应。至少对鼻病毒而言，该药在试验中显现了良好的效果。但格沃特尼却遭遇了经济壁垒。用基因工程技术来生产干扰素这一专利的持有者，是一家用抗病毒剂来生产丙型肝炎药物的公司。小小一瓶细胞干扰素的成本就要 80 美元以上，贵得令人望而却步。人，更准确地说是制药公司，所能承受的价格总归有个限度。

　　研究人员没有气馁。小干扰 RNA（siRNA）是最具前景的候选者。它们是天然产生的可使基因沉默的一种分子。科学家正在研究如何用小干扰 RNA 来关闭各种传染性病原体的病毒基因，包括呼吸道合胞病毒，但我们距研发出可行的药物还有很长的一段路要走。还有其他新药处在研发阶段，如在弗吉尼亚大学研究测试的鼻喷剂，它基于我们的白细胞自身产生的小分子，目的在于把病毒活动扼杀在萌芽期。但同样，药物离上架还有一段时间。

　　另一个新设想源于我们对感冒症状的理解，我们知道症状出自身体对感冒病毒产生的炎症响应。这表明，如能将机体对病毒的响应"正常化"，就有治疗感冒的可能。科学家正寻找一种能以这种方式作用于免疫系统的分子。有人已将维生素 D 提选为候选者，不过这方面的研究尚处于初级阶段，而且其功效还有待更多研究的证实。

　　最近又涌现出了一个充满希望的可能，那就是用疫苗来对抗鼻病毒。一些科学家猜想，许多不同的鼻病毒株的外壳上可能会共有一定量的相同病毒蛋白位。跟其他外壳蛋白不同，这类外壳蛋白不会随病毒的复制而改变。这种稳定的、共有的蛋白片段，可以充当那些能对抗 100 多种鼻病毒株的广谱疫苗的抗原或标志。然而，罗恩·特纳说，距我们手头有可用的疫苗还有很长一段时间，"我不认为短期内我会丢掉工作"。

　　眼下，看来人们只能仰仗信念来预防感冒或缩短感冒时长了。

　　或者说，还有其他门路。一项新的研究表明，同理心在治疗感冒方面的药效堪比强大的普来可那立，它能把感冒缩短一整天。这不是开玩笑。

2009 年，研究员发现，如果感冒患者觉得医生跟他们感同身受、待人友善、令人宽慰，让他们感到自在，允许他们讲自己的故事并认真聆听，去理解他们的顾虑，表达关心与同情，并帮助他们规划康复疗程，那么跟没有得到温暖贴心的病榻关怀的病人相比，他们的感冒会减短整整一天。还有，这种治疗只需单剂量，而且没有任何不良反应。当然，单单一个研究还不足以下定论。不过，这又何害之有呢？目前而言，听取罗伯特·本奇利（Robert Benchley）的意见也许是明智之举："如果你觉得自己得了感冒，那就请一位好医生。"更好的情况是，"请三位好医生，并跟他们打桥牌"。

→ 注 释 ←

我对氯气熏蒸室的各类描述出自：David Nader and Spasoje Marc inko, "The rise and fall of 'chlorine chambers' against cold and flu," in Hasok Chang and Catherine Jackson, eds., *An Element of Controversy: The Life of Chlorine in Science, Medicine, Technology and War* (British Society for the History of Science, 2007); Russell(2001), especially p. 63; E. B. Vedder and H. P. Sawyer, "Chlorin[sic] as a therapeutic agent in certain respiratory diseases," *J Am Med Assoc* 82: 764–766 (1924)。将氯气车间工人与观察到他们不得感冒与流感联系起来的是题为 "Chlorine" 的文章，发表于《时代》周刊，1924 年 12 月 8 日刊.

爱德华·维德关于氯气疗法的研究和推广可见于：E. B. Vedder, "The present status of chlorine gas therapy," *Trans Am Climatolog Clin Assoc* 41: 203–216(1925) "Recent development with regard to chlorine treatment of certain respiratory diseases," *J Med Soc New Jersey* 22: 40 (1925); "Chlorine gas therapy," *Ann Clin Med* 4: 21 (1925)。对氯气疗法成为新时尚的新闻引述来自《华盛顿邮报》1924 年 5 月 29 日刊头版的 "Post-scripts" 一文，作者为 George Rothwell Brown。对维德关于氯气的预防作用的引述来自：Vedder (1925), p. 303。罗素对氯气治疗将氯气原本的形象改头换面的描述出自：Russell (2001), p. 63。医师称氯气对于治疗感冒无效的引述出自：Russell (2001), p.63.

对治疗感冒的过往疗法的描述可见于：J. M. Gwaltney, "Viral respiratory infection therapy: Historical perspectives and current trials," *Am J Med* 112(6A): 33S–41S (2002); "Developing treatments: The common cold," Museum of the Royal Pharmaceutical Society of Great Britain, 链接地址为 www.rpsgb.org/pdfs/mussheetcold.pdf.

《科学美国人》提及的 1895 年硼砂疗法出自 1995 年 5 月的《科学美国人》杂志，第 10 页。

美国国立卫生研究院对感冒研究的资助数据来自国立补充替代医学中心的新闻发布会（邮

件日期为 2010 年 1 月 15 日）。

对于全科医生的引述来自 Marshall Marinker 医生，该引述出自：Worrall (2006), p. 123.

2008 年做的对咳嗽和感冒药使用情况的调查问卷请参见：L. Vernacchio et al., "Cough and cold medication use by U.S. children, 1999–2006: results from the Slone survey," *Pediatrics* 122(2): e323–9 (2008).

对于非处方感冒药和其他疗法的信息，请参见：M. Simasek and D. A. Blandino, "Treatment of the common cold," *Am FamPhys* 75(4): 515–520; P. S. Muether and J. M. Gwaltney, "Variant effect of first- and second-generation antihistamines as clues to their mechanism of action on the sneeze reflex in the common cold," *Clin Infec Dis* 33: 1483–1498 (2001); B. Winther and N. Mygind, "The therapeutic effectiveness of ibuprofen on the symptoms of naturally acquired common colds," *Am J Rhinolog* 15(4): 239–242 (2001); R. Eccles, "Efficacy and safety of over-the-counter analgesics in the treatment of cold and flu," *J Clin Pharm Ther* 31(4): 309–319 (2006); D. Taverner and J. Latte, "Nasal decongestants for the common cold," *Cochrane Database Syst Rev* 2007(19): CCD001953; A.I.M.Sutter et al., "Antihistamines for the common cold," *Cochrane Database Syst Rev* 2003(3): CD 001267; S. M. Smith, "Over-the-counter medications for acute cough in children and adults in ambulatory settings," *Cochrane Database Syst Rev* 2008 (1): CD001831.

关于非处方感冒药和咳嗽药对儿童危险性的报告可见于：R. C. Dart et al., "Pediatric fatalities associated with over the counter (nonprescription) cough and cold medications," *Ann Emerg Med* 53(4): 411–7 (2009)。还可见于：J. M. Sharfstein et al., "Over the counter but no longer under the radar—pediatric cough and cold medications," *New Engl J Med* 357: 2321–2324 (2009).

对斯蒂芬·雷纳德为何有动力做鸡汤实验的引述来自内布拉斯加州立大学医学中心 2008 年 10 月 21 日的新闻发布会（www.unmc.edu/chickensoup/newsrelease.htm）以及与雷纳德博士的电邮通信。该项研究发表于：S. Rennard, "Chicken soup inhibits neutrophil chemotaxis in vitro" *Chest* 118: 1150–1157 (2000)。对雷纳德同事的引述也来自上述新闻发布会。两名鸡汤狂热爱好者的引述来自：A. Ohry and J. Tsafrir, "Is chicken soup an essential drug?" *J Can Med Assoc* 161(12):1532–1533 (1999).

关于维生素 C 的信息可见于：REFS 及 A. Strohle and A. Hahn, "Vitamin C and immune function," *Med Mnatsschr Pharm* 32(2): 49–54 (2009).

格沃特尼对锌的回顾发表于：T. J. Caruso et al., "Treatment of naturally acquired common colds with zinc," *Clin Infect Dis* 45(5): 569–574 (2007)。需要注意的是，乔治·伊比声称市面上卖的锌润喉片无效的原因是，它们的组分中带正电荷的离子化锌的含量不足，具体请参阅：G. A. Eby, "Zinc lozenges as cure for the common cold—A review and hypothesis," *Medical Hypotheses*, Nov. 9, 2009.

使用替代疗法治疗感冒的统计数据来自：P. M. Barnes et al., "Complementary and alternative medicine use among adults: United States, 2002. *Advance Data from Vital and Health Statistics*

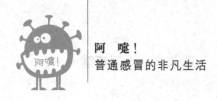
343,1–19 (Hyattsville, Maryland: National Center for Health Statistics, 2004); D. W. Kaufman, "Recent patterns of medication use in the ambulatory adult population of the U.S.," *J Am Med Assoc* 287: 337–344 (2002)。也请参阅感冒研究中心网站关于感冒替代疗法的网页 www.cardiff.ac.uk/biosi/subsites/cold/alt.html.

罗特伯特对于替代疗法的讨论出自：Rotbart(2008), p. 310。特纳对目前草药疗法研究的评估刊载于：R. B. Turner, "Clinical trials of herbal treatments," *Evaluation & the Health Professions* 32(4): 410–416 (2009)；R. B. Turner, "Studies of 'natural' remedies for the common cold: pitfalls and pratfalls," *CMAJ* 173(9) (2005).

对于美国人使用紫锥菊的描述出自：Daniel Moerman, *Native American Ethnobotany* (Timber Press, 1998)。对紫锥菊预防和治疗感冒的效用的最新文献回顾来自：S. A. Shah et al., "Evaluation of echinacea for the prevention and treatment of the common cold: a meta-analysis," *Lancet* 7: 473–480 (2007)。特纳 2005 年做的文献回顾刊载于：R. B. Turner et al., "An evaluation of Echinacea angustifolia in experimental rhinovirus infection," *New Eng J Med* 353(4): 341–348 (2005).

我对空降兵的讲述取材于大卫·威尔逊和空降兵打的官司，下载地址为：http://cspinet.org/new/pdf/airbornecomplaint.pdf; 空降兵的和解协议发布于：

www.airbornehealthsettlement.com/index.htm; 美国联邦贸易委员会 2008 年 8 月 14 日主题为 "Makers of airborne settle FTC charges of deceptive advertising" 的新闻发布会，下载地址为：www.ftc.gov/opa/2008/08/airborne.shtm; 以及美国广播公司在 2006 年 2 月 27 日播报的题为 "Does Airborne Really Stave off Colds?" 的故事，网址为：http://abcnews.go.com/GMA/OnCall/story?id=1664514&page=1.

联邦贸易委员会的评论是消费者保护署主任 Lydia Parnes 发表的。

锌堪及其生产商玛奇斯公司的信息可参见玛奇斯官网：www.matrixxinc.com 及《华盛顿邮报》2006 年 1 月 31 日头版题为 "Paying through the nose" 的文章，作者为 S. G. Boodman。贝尔科维奇对锌堪的评论出自他的博客，题为 "The way I work"，网址为：www.inc.com/magazine/20080701/the-way-i-work-roger-berkowitz_pagen_2.html. 玛奇斯对美国食品药品监督管理局建议的回应发表在《纽约时报》2009 年 6 月 22 日 A5 版的整版广告上.

关于感冒福星及其生产商阿费莎公司的信息可参见感冒福星网站：www.COLD-FXusa.com; J. K. Seida et al., "North American (*Panax quinquefolius*) and Asian ginseng (*Panax ginseng*) preparations for prevention of the common cold in healthy adults: A systematic review," *Complementary and Altern Med*, published online July 10, 2009: eCAM, doi:10.1093/ecam/nep068; A. Nguyen and V. Slavik, "COLD-FX," *Can Fam Phys* 53: 481–2 (2007); D. Baines, "Hard to swallow: CV technologies," *Canadian Business*, March 27–April 9, 2006。飞机上小桌板的广告描述出自 Stephanie Clifford 发表在 2007 年 7 月的 *Inc. Magazine* 的故事。2008 年感冒福星的研究是阿费莎公司在 2008 年 9 月 15 日的新闻发布会上提到的。

对于安慰剂效应的讨论可见于：Ron Eccles, "The power of placebo," *Curr Allergy Asthma*

Rep 7: 100–104 (2007); A. K. Vallance, "Something out of nothing: the placebo effect," *Adv Psych Treat* 12: 287–296(2006). 罗恩·埃克尔斯对安慰剂效应的评论出自：Kathryn Senior, "Alternative medicine and the cold challenge," *Lancet* 352: 1685 (1998). 托马斯·杰斐逊和理查德·卡伯特的引述出自：A.J.M de Craen et al., "Placebos and placebo effects in medicine: historical overview," *J Roy Soc Med* 92: 511–515 (1999). 药品售价对安慰剂效应的影响的研究发表于："Commercial features of placebo and therapeutic efficacy," *J Am Med Assoc* 299(9): 1016–1017 (2008). 药物颜色对安慰剂效应的影响的研究发表于：A.J.M. de Craen et al., "Effect of colour of drugs: systematic review of perceived effect of drugs and their effectiveness," *Br Med J* 313: 1624–1626 (1996). 哈罗德·迪尔对安慰剂效应和感冒的研究出自：H. Diehl, "Medicinal treatment of the common cold," *J Am Med Assoc* 101: 2042–2049 (1933). 罗恩·埃克尔斯对安慰剂效应和咳嗽疗方的研究出自：R. Eccles, "Importance of placebo effect in cough clinical trials," *Lung Sept.* 16, 2009; P.C.L. Lee et al., "The antitussive effect of placebo treatment on cough associated with acute upper respiratory infection," *Psychosomatic Med* 67: 314–317 (2005).

对基因漂移和鼻病毒遗传编码的调查研究出自：A. L. Kistler, "Genome-wide diversity and selective pressure in the human rhinovirus," *Virol J* 4: 40 (2007).

感冒病毒潜在疗方的研究刊载于：W. G. Nichols et al., "Respiratory viruses other than influenza virus: impact and therapeutic advances," *Clin Microb Rev* 21(2): 274–290 (2008); A. K. Patick, "Rhinovirus chemotherapy," *Antiviral Res* 72(2–3): 391–396 (2006); F. G. Hayden et al., "Efficacy and safety of oral pleconaril for treatment of colds due to picornavirusesin adults," *Clin Infect Dis* 36(12): 1523–1532 (2003); R. B. Turner, "Efficacy of tremacamra, a soluble intercellular adhesion molecule 1 for experimental rhinovirus infection: a randomized clinical trial," *J Am MedAssoc* 281(19): 1797–1804 (1999). 小杰克·格沃特尼对抗病毒和抗炎症疗法的研究出自：J. M. Gwaltney, "Combined antiviral-antimediator treatment for the common cold," *J Infect Dis* 186: 147–154(2002). 关于感冒疫苗的潜在靶点的新研究发表在：U. Katpally et al., "Antibodies to the buried N terminus of rhinovirus VP4 exhibit cross-serotypic neutralization," *J Virology* 83(14): 7040–7048(2009). 2009 年的一项关于同理心对感冒的影响的研究发表于：D. P. Rakel, "Practitioner empathy and the duration of the common cold," *Fam Med* 41(7): 494–501 (2009).

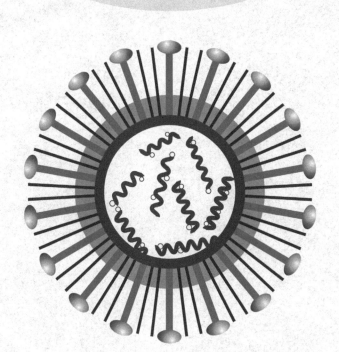

第八章

别惹感冒上身！

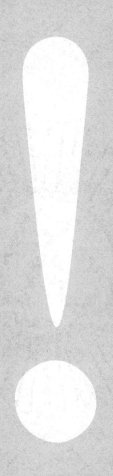

要是从一开始就预防感冒，我们的运气会不会好些呢？

我的朋友凯茜无论去哪儿都会随身带一小瓶普瑞①。她在钱包、电脑包、桌下抽屉里和车里都放了普瑞。每次跟别人握完手或去完商店，尤其是药房，她都会用普瑞。她从不光着手开门，而是就着她的毛衣或衬衫开门。她用脚冲马桶，用胳膊肘按电梯楼层按钮。她说，如果她乘飞机时坐在一个咳嗽的人旁边的话，"这会把我吓坏的，我会想尽办法换位置。就算得编一个类似于我得了癌症，不能接近患者这样的故事也在所不惜。没错，我的确用过那个故事。"她坦白道，"如果我必须留在那儿，那我就尽量不说话，把头扭到一旁。下飞机后马上吃维生素 C 片。"

凯茜的父亲是儿科医生，是他把对病菌的恐惧根植于她心中的。在派

———————

① 普瑞（Purell）是一个洗手液品牌，它含有乙醇成分，自称能在 15 秒钟内杀灭 99.99% 的常见致病菌。

对上,他会教孩子不要向哪些宾客行吻礼,不要待在哪些宾客周围。她母亲一直强调的戒律是"你的手指要离你的脸远远的,千万别把手指放到嘴里!""这样一来,我看到的几乎是铺着一层悬浮病菌的世界,"她说,"而我的目标就是想方设法地避开它们。"过去 12 年来,凯茜一次感冒也没得过。但她为此付出了多大的代价呢?"在度假前,我哪儿也不去,除了未婚夫我谁也不见,"她说,"而且我绝不会去电影院或其他人流攒动的地方,噢,上帝保佑,千万别让我遇到小孩子。我爱小孩子,但他们在病菌方面总让我提心吊胆。我的表兄妹们早已习惯了我在探访之前询问他们有没有得感冒,就算我中途撤退,他们现在也能完全理解了。"

许多名人也跟凯茜一样。马塞尔·普鲁斯特(Marcel Proust)、玛琳·黛德丽(Marlene Dietrich)和霍华德·休斯(Howard Hughes)都有病菌恐惧症。卡梅隆·迪亚兹(Cameron Diaz)用胳膊肘开门。据报道,因《神奇四侠》而成名的杰西卡·阿尔芭(Jessica Alba)会带上紫外线灯来杀灭她宾馆房间里的病菌。唐纳德·特朗普(Donald Trump)则认为握手是"野蛮的",他对握手的厌恶使得他在 2000 年竞选总统期间如坐针毡。"人们总想跟我握手,可我永远不知道他们的手碰过哪里,"他在博客中写道,"我说,让我们学习日本人美好的鞠躬礼仪吧,那样既礼貌,又卫生。"据报道,特朗普在竞选活动中给选民分发了一小瓶半盎司①的洗手液(瓶身标记了他的竞选网站地址)。喜剧演员豪伊·曼德尔(Howie Mandel)曾表演过让观众叹为观止的只用鼻子就把外科手术手套吹爆的节目,而他则是用碰拳来代替握手,以免接触到病菌。他的新书《别碰我》(*Don't Touch Me*)封面上展示的是曼德尔待在一个有人那么大的塑料泡泡里,他的网站上则贩售带有"跳过握手"字样的蓝色腕带。据称他还曾造过一间特别的客房,以便在他孩子生病时能随时撤退。

比起 10 年或 15 年前,我们的社会对病菌的敏感度总体而言高了很多,

---

① 盎司(ounce)为质量单位,一盎司约合 28 克。——译者注

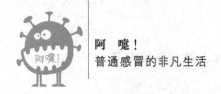
哈利·罗特伯特说。"一方面是因为我们身边充斥着有关健康和感染的新闻故事。10 年前轮不上被刊登在报纸上的那类故事，现在成了所有电视频道的热点新闻。一旦出现 5 例与花生酱有关的沙门杆菌感染案例，或发生 2 例与菠菜有关的大肠杆菌感染案时，这立马就成了头号国家新闻，人们开始犹豫到底还该不该吃菠菜或花生酱。"罗特伯特说。"但是，"他补充道，"这显然还关乎营销。"博进的抗菌行业利用我们的恐惧，让抗菌洗液、肥皂、香波、牙签、香水和空气清新剂充斥于市场。你能买到数以百计含三氯生这种抗菌化学物（大多数抗菌肥皂中的抗生素）的产品，包括儿童用的铅笔和量角器。这是个彻头彻尾的大骗局，罗特伯特说。"怎么会有人相信添加在塑料里的抗生素能杀灭降落在物体表面的细菌呢？我理解其中的经济学原理，但不明白其生物机制。一个普通的量角器只需 0.35 美元，而一个浸过抗生素的量角器却要价 1.5 美元。但量角器、梳子或马桶座圈上的抗菌剂如何才能觅得它理应摧毁的细菌呢？这就是利用易受蛊惑之人的疑神疑鬼而编出的谬论。"

逐渐渗透进当今社会文化的高度警觉性，也许会产生一些微妙的心理学效应。罗特伯特并不特别担心它对孩子们的影响，他坚信孩子们适应性强，不会在洁癖面前低头。但至少有一项研究显示，即便是受过良好教育的人，也会意想不到地受到细菌狂热的影响，对甚至是打喷嚏这样简单的事都会过度反应。这项由美国密歇根大学的斯派克·永星·李（Spike Wing Sing Lee）带头的研究表明，人们对传染病之危险性的意识会加强我们对其他无关风险的认知。去年 5 月，也就是猪流感开始成为一个严重威胁时，李先生和他的同事把一个演员安顿在密歇根校园的一幢人流密集的建筑前。有学生经过时，这名演员就会时不时剧烈地打喷嚏。随后心理学家拦住这些学生，并采访了他们。那些目睹了喷嚏的人认为自己有更高的健康风险，不仅是感染感冒的风险，还有许多与病菌完全无关的风险，如 50 岁前得心脏病，死于车祸或暴力犯罪。当问及他们对这个国家医保体系的看法时（是糟糕透顶还是过得去？），目睹了喷嚏的学生倾向于诟病目前的体系，并表达了资源应该由增加绿色岗位转移到疫苗研发上来的观点。

换句话说，在一个高警戒性的氛围下，小小一个喷嚏都能引发恐慌浪潮，甚至还会左右人们对诸如政府资源配置这样抽象议题的看法。

"每间教室、每个公共卫生间都配有消毒皂液器的大环境，很难叫人不对病菌产生防范意识，"罗特伯特说，"我们处在一个被普瑞淹没的社会。"在罗特伯特看来，这不见得是一件坏事。首先，这意味着生病的人总体而言会更清楚地意识到他们可能会感染别人，因此会更加小心谨慎。"近来，你会听到越来越多得感冒的人说：'嗨，你最好别跟我握手，咱还是碰碰胳臂肘好啦。'这不见得是说潜在的病毒感染者变得更加多疑了，而是说病毒'提供者'变得越来越谨慎了。"

罗特伯特主张他所谓的"谨慎性多疑"：对那些真正有风险的事要小心；对那些没风险的事则保持冷静。"我们不必担心每一个扶手、门把手、电梯按钮还有电脑键盘，"罗特伯特说，"我们大可不必在一个所有购物篮都经过彻底清洗消毒的社会里抚养儿女。如果孩子每次跟玩伴打闹我们都叮嘱他们要洗手的话，这就有点傻气了。但是，如果在感冒或流感季，球赛的四分之一休息时段吃橘子时，告诉他们说最好去棒球架旁的皂液器上取点消毒液，来清洗一下那双跟对方橄榄球球队的 25 名球员都一一击掌庆祝过的手，那么这就是明智之举啦。"

* * *

想完全摆脱感冒病毒，方法只有一个——当隐士。如果退而求其次，那就远离小孩子。

除了这两个有点不切实际的方法外，还有其他方法吗？

科学家对这个问题非常感兴趣，因为这很可能与阻止感冒的大规模流行有一定关系。美国疾病预防与控制中心已资助了一系列探索感冒预防最佳措施的国际项目，其中有一个项目被亲切地称为 STUFFY（Stopping Upper

Respiratory Infections and Flu in the Family）试验，即"阻止上呼吸道传染和流感在家庭中传播"试验。该试验由哥伦比亚大学护理学院的依莲·拉尔森（Elaine Larson）领导，她的研究样本是曼哈顿北部的 450 个家庭，主要为西班牙裔，她一直在研究口罩、卫生条件和其他预防感冒及流感传染的方法在这些家庭里效果如何。

谈及感冒，口罩的价值似乎不大。口罩佩戴不便，因此很难说服人们佩戴它，拉尔森说。为了鼓励儿童配合，拉尔森团队使用带有小熊维尼图案的儿童口罩。即便口罩上有胖乎乎微笑着的小熊，但要让两岁的小孩一直戴着口罩几乎仍是不可能的事。拉尔森指出，不论在什么情况下，口罩都不太可能会在这儿流行起来，因为口罩在美国不像在亚洲国家那样会得到文化上的认同。就算口罩在亚洲常被用来预防呼吸道感染，据最近中国香港和日本的研究，它的感冒预防效果也不怎么好（虽然日本作者的最终结论有点含糊，他说"还需更大规模的研究来确凿地证明不戴口罩也没关系"）。

小杰克·格沃特尼表示，口罩在对抗流感疫情大暴发上可能的确有用，但"除非你连续三个月每天 24 小时用它捂住口鼻才行"。

在 2009 年猪流感搞得人心惶惶的情况下，公共健康类的搞笑诺贝尔奖被口罩发明者摘得也就不足为奇了。好吧，其实那口罩是文胸，它"在紧急情况下，可转换为一对防护面罩，一个给文胸穿戴者，另一个可以给其他有需要的旁人"。这件天才的文胸是由芝加哥的创伤风险管理研究所（Trauma Risk Management Research Institute）主任艾琳娜·博德纳尔（Elena Bodnar）发明的。为了取悦搞笑诺贝尔奖颁奖典礼现场挤得满满当当的观众，博德纳尔把手伸进上衣，拿出一件性感的粉色文胸。她迅速将其解开，把其中一个罩在羞得面红耳赤的 2008 年诺贝尔经济学奖获得者保罗·克鲁格曼（Paul Krugman）脸上。"只需 25 秒（对女士而言）就可以使用这个保护性的贴身装置，"博德纳尔说，"用 5 秒钟取出、变形再贴在自己脸上，再用 20 秒来环顾四周，猜想哪位幸运的男士能得蒙她另一份面罩的救助。"

避免感冒病毒最好的方法，也许真的就是最简单的——勤洗手，别用手碰脸，依莲·拉尔森说道。如果你能坚持遵守这条规定，那么你就走在通往感冒全无的梦想之境的路上了。但这说得容易做到难：试试看你能不能忍住一天不碰脸。"特别是那些工作要用电脑的人，他们几乎一整天都在用手碰自己的脸。"依莲·拉森尔说。我们绝大多数人一般每5分钟碰1～3次（一天200～600次）。这可真是个难戒的习惯。

　　至少，如果你的手很干净的话，感冒病毒由手沾染到眼、鼻的概率就大大降低了。

　　洗手这个老掉牙但却能救人命的见解得益于一位善于观察的匈牙利医生，但他的生命却以悲剧收尾。19世纪，伊格纳茨·塞梅尔魏斯（Ignac Semmelweis）在维也纳一间医院的妇产科工作。产房内每3名产妇中就有1名死于产褥热，死亡率是在家请助产士接生的产妇的5～10倍，他被这一令人恐慌的死亡率所深深震惊。这种可怕的疾病会导致高烧、疼痛脓肿和败血症，它能在产后24小时内杀死病患。塞梅尔魏斯描述了产妇恳求医生让自己出院的"令人心碎"的场景，因为"她们认为医生的干预总是死亡的前兆"。塞梅尔魏斯说，问题在于，医生和医学院学生本身就在传播致命的感染。通常医学院学生和他的教授的一天，是从给死于产褥热的女性做尸检开始的，随后他们兴高采烈地从处理死尸切换到协助产妇分娩之中，这中间连一刻间隙也没有。

　　塞梅尔魏斯推测，产褥热可能是由某种从死尸上通过手传播到活人身上的"致命之毒"引起的。他在整所医院里都发起了洗手方案，坚持让医学院学生用氯消毒液用力擦拭双手，以除去从尸体黏附的有毒"粒子"。之后，医院产妇死亡率大幅降低，降到跟在家分娩相当的水平。可是，塞梅尔魏斯的想法是颠覆性的，他被上级和某些同事讥讽，他们蓄意妨害他付出的努力，并拒绝给他升职。但这也可能是因为塞梅尔魏斯的脾气（他谴责那些得罪他的人为"这场大屠杀的帮凶"、"医学界的尼禄[①]"和"杀人犯"）。

---

　　① 尼禄（Nero）于公元37年到68年统治古罗马，素有暴君之称。——译者注

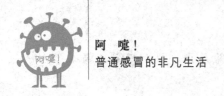

由于社交手腕的不足，他惹恼了单位，最终被逐出维也纳。在 47 岁时，塞梅尔魏斯被送进一家精神病院，两周后就因不明原因去世了。有些人认为死因是他做尸体解剖时手部遭到感染；还有些人猜测他是被医院的工作人员殴打致死的。虽然晚景凄凉，但塞梅尔魏斯现已被追认为英雄人物，他是待产母亲的救世主，也是传染病控制之父。

根据美国疾病预防与控制中心所说，单单洗手就已是预防感冒和其他传染病流行最有效的一种方法。关于这点有一项有力证据，它来自军队。约 90% 的新兵在基础训练的前几个月都遭到过呼吸道感染。这点用军队的行话讲，就是"军队训练的必修课"。预防医学专家探索了一系列可防控新兵受感染的方法。他们试过防尘、紫外线照射、杀菌剂熏蒸、大规模地使用抗组胺药，最后才是洗手。"消灭咳嗽行动"规定新兵一天至少洗手 5 次，随后，门诊呼吸道疾病的病人来访量降了几近一半。

大多数人都知道洗手有助于预防疾病，但这并不意味着所有的洗手方式都可一视同仁。专家推测，大多数人的洗手方式都不合规范。多数人在哗啦啦的水龙头下草草甩几下手就算完了。这么草率可不行。

我曾在华盛顿召开的关于传染病的一次会议中参加过一届"奥林匹克洗手大赛"。几百人排起长队，想在保持个人卫生的能力上一决高下。首先，我们用一个带染色剂的清洁球来揉搓双手，该染色剂在紫外灯下会发出绿光（作为病菌的替代物）。随后，我们奔赴三个不同站点，用肥皂和热水来洗去染色剂。最后，我们被请入一个用窗帘小心遮蔽好的区域内，接受紫外灯对双手的检查。

那可真尴尬，我的手看起来就像杰克逊·波洛克[①]笔下的霓虹灯。

规范洗手不单关乎清洗的频率和持续时间，还是门技巧。用普通老式肥皂和清水洗效果最好。虽然普通肥皂并不能灭活感冒病毒，但它有助于

---

① 杰克逊·波洛克（Jackson Pollock，1912—1956）是美国颇具影响力的抽象表现主义画家，他的创作过程为先把画布钉在地板上或墙上，然后随意在画布上泼洒颜料，任其在画布上滴流，创造出纵横交错的抽象线条效果。——译者注

赶走这些病毒，不过得用力揉搓整只手才行，包括指间缝隙、指甲盖和首饰里层，要持续 15 ～ 20 秒才能除去皮肤表面的微生物。但也别太用力搓揉，因为这样可能会破坏你的皮肤，使组织出现小裂缝和小伤口，反倒让病毒有隙可乘。如果你用的是条状香皂，最好将其置于带漏孔而不是密封的皂盘中。因为肥皂本身并不会杀死微生物，"病菌可在肥皂液团中生存好一阵子，"哈利•罗特伯特写道，"这使其成为潜在的传染源。"彻底洗净双手，隔着纸巾来关水龙头，再用一次性纸巾来擦干双手才是明智之举。"你的手越干燥，黏附在你手上的传染性病菌就越少。"罗特伯特说。如果你在公共卫生间，那就用纸巾来开门，这能使你免受上一位使用者的感染，因为他走之前可能没洗手。

抗菌皂和洗涤剂在对抗感冒的战役中毫无用处。依莲•拉尔森检验了各种不同类型的清洁产品在预防感冒和流感传染这方面的效果，她发现所有产品的效果都不相上下。商家所鼓吹的抗菌皂和清洁器并没有什么优势。这是因为感冒病毒的特性造成的，它们是病毒，而非细菌。"任何宣称能杀灭 99.9% 细菌的肥皂、洗涤剂或香波都不能让你免受感冒传染，"罗特伯特说，"这类产品铺天盖地的广告都声称能为您提供更多抵御感冒和流感的保护，但这些都是夸张之辞。用清水和肥皂洗手的确有效，但抗病菌液并不能为你提供更多保护。"

实际上，抗菌皂对抗细菌的效果也并不理想。一项研究显示，那些使用抗菌皂达一年的人，手上的细菌数量和那些使用普通皂的人并无二致。这些肥皂中的活性成分是三氯生，它并不能杀灭多少细菌，只能让手变得稍微不那么适合细菌生长而已。这项研究还显示，在抗菌皂中加入三氯生，并不像先前人们担忧的那样会增加细菌的耐药性，虽说实验室条件下细菌耐药性会增加。

不管用不用肥皂，我们当中有多少人是真正经常洗手的呢？尤其是做完一些特别需要洗手的活动后，如饭前便后、打喷嚏后、咳嗽后，还有握手之后等？调查显示，大部分人认为别人洗手洗得不够勤。没错，的确如此。

美国微生物协会（The American Society for Microbiology）监测美国人的洗手习惯已逾十载，他们的报告单披露出了一些令人不安的统计结果。调查发现，虽然差不多每 10 个人里有 9 个人说自己经常洗手，但实际上只有 7 个人真正这么做。女性表现稍优于男性。

想想那些经过机场的人吧，他们当中有多少人在用完公共设施后没有洗手呢？在纽约的肯尼迪国际机场，有 37% 的男性和 22% 的女性没有这么做；在芝加哥的奥黑尔机场，这一比例则为 38% 的男性和 15% 的女性。仅有约 1/3 的人每次打完喷嚏或咳嗽到手上后会洗手。一项由肥皂与洗涤剂联盟（Soap and Detergent Association）在 2007 年做的调查显示，有 17% 的父亲报告说他们从未在打完喷嚏后洗过手。跟别人握手后会洗手的人也只有四分之一。

同伴压力能将这一百分比提高一点。恰到好处的设施也是如此：如果提供的皂液器是免按压式的而非手动按压式的，人们就更乐意洗手。孩子们则会受味道好闻、包装色彩与形状大胆的美容皂的激励而洗手。

了解感冒的传播方式也很有好处。人们对感冒仍存在许多根深蒂固的误解。由依莲·拉尔森和她的同事在 2008 年做的一份问卷调查（作为 STUFFY 试验的一部分）显示，在他们所研究的 450 户家庭中，绝大部分成年人把感冒归咎于跟天气相关的状况，还有 10% 的人认为是邪恶之眼（mal de ojo）①或是遭受突然惊吓（susto）②作的怪。结论就是，此研究的作者呼吁我们展开全面的教育宣传活动。

英国政府最近在这方面作出了努力。名为"得之，弃之，灭之"（Catch it, Bin it, Kill it）的倡议运动是从特拉法加广场开始的，它展示了由演员们饰演的一幕巨人打喷嚏的壮观景象，用以说明感冒是靠病毒传播的，同时

---

① mal de ojo 西班牙语的字面意思为眼疾，在墨西哥和中美的文化习俗中，被一个有钱或有政治手腕的强大之人注视后，柔弱之人的灵魂气场会被其沥干，出现诸如不可自抑的抽泣、间歇性睡眠、拉肚子、恶心和发热等症状。——译者注

② susto 的西班牙语原意为受到突然的惊吓，在美国西南部拉美社区的民俗传统中，有些人受某些惊吓，如惊闻狗吠、从马背上摔下或绊倒后会导致"灵魂出窍"，出现诸如失眠、躁动不安、食欲缺乏和不顾自身形象等症状。——译者注

也展示了如果不用纸巾的话，从喷嚏里喷溅而出的感冒病毒可以传播多远。该运动还包括在巴士、火车和地铁上大范围宣传的广告，以提醒人们如何通过一次性纸巾和彻底洗净双手来避免病毒的传播。这之后，超市的各个角落都开始宣布展开"手帕大赦"（Hanky Amnesty）活动，"鼓励购物者用他们的老旧不卫生的手帕换取一次性纸巾"。

手帕大赦免活动，肯定少不了英国，自然也少不了美国。在美国，行之有效的办法似乎是"令人恶心的简讯"。2007 年，丹佛大学的研究人员在大学宿舍的卫生间里贴了一些海报，他们的这番努力是为了让学生洗手更勤快些。跟他们承诺说享受没有感冒或流感的冬天一点都不管用。真正能引起学生们注意的是，告诉他们，如果不洗手，那么他们手上就会一直粘满肮脏恶心的东西。研究小组最先尝试了"你会得病"这类标语，然后是病毒标语，最后才用了"恶心"的标语，它包含生动的图示和照片，写着诸如"扔给你一坨便便，还不快洗手"或"你刚尿完尿，快洗手"。"我们发现'恶心因子'才是真正管用的，"研究组成员凯蒂·丹克（Katie Dunker）说，"它让我们洗手洗得勤快多了。"恶心标语使女性的洗手比例提高了 26%，男性的则提高了 8%。

如果没有就近的水槽和肥皂，含酒精（乙醇）成分的洗手液也是个不错的第二选择，但你得将它用力擦遍你的全手（指间、手心、手背等都不能放过）。在一项 2010 年的实验室研究中，罗恩·特纳和他在弗吉尼亚大学的团队发现，比起用清水和肥皂洗手，用酒精类洗手液能更有效地去除鼻病毒。然而，以往一些在自然条件下进行的研究发现，情况并非如此，这可能是人们在用完洗手液后手部又再度遭受污染的缘故。尽管如此，就像我的朋友凯茜一样，依莲·拉尔森依然在她的钱包里带上了普瑞小瓶。"生活在纽约，我们会与许多人近距离接触，地铁里、电梯里，等等……"拉尔森说，"我们不想变成麦克白夫人①，但随身携带洗手液并经常使用总是好的。"

———————

① 麦克白夫人是莎士比亚戏剧《麦克白》中的女主角，在听信三女巫的预言后，她极力说服丈夫杀死国王，好让自己当上苏格兰王妃。——译者注

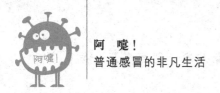

最古老的抗菌剂也许要数乙醇（酒精）了。乙醇（alcohol）这一术语源于阿拉伯语 al kuhul，它被古埃及人用于治疗新生儿眼疾。酒精对病菌的破坏作用在于它能使微生物中的蛋白质变性，还能溶解某些病毒包膜的构成成分——脂质。然而，一般来说，洗手液对抗细菌的效果要高于病毒。同样，它对抗含脂质包膜的流感病毒和呼吸道合胞病毒的效果也优于不含脂质包膜的鼻病毒。问题是，只需一粒病毒粒子就能造成感染，所以有效预防感冒需要彻底剿灭所有病毒，而大多数酒精浓度为 62% 的洗手液是无法达成这点的。再者，尽管酒精能"杀灭"某些病毒，但它的效力只能维持很短的一段时间。

罗恩·特纳正致力于研发一种能长效对抗病毒的洗手液，简言之，就是一种用酒精和有机酸混合物制成的洗手液，它能降低你手部的 pH，使其不适宜鼻病毒生存。在 2005 年的一项临床试验中，他跟他的团队在志愿者的手上涂抹了这种洗手液，并待其干燥。随后他们给每个志愿者的手上沾染了100 个鼻病毒粒子，然后叫志愿者们用抠鼻孔和揉眼睛的方式自我接种。这种洗手液不但杀死了与其接触的鼻病毒，而且在涂抹数小时后仍有效。没有人得感冒，但美中不足的是，志愿者在沾染病毒和自我接种之间那段时间没用他们的手做任何事，他们只是静静坐着，把手举在空中长达 4 小时，这可真不是个容易的差事。

现实世界中，人们会搓手、拿钥匙、用手机、握地铁扶手，那么这些洗手液在现实世界中还能抵御病毒吗？

2008 年秋，我加入到一个有 400 多名志愿者的研究组里，这项研究的目的就是寻找上述问题的答案。我们中的一半得到的是装满抗病毒洗液的瓶子（含有机酸的，酒精浓度为 62% 的溶液），另一半得到的则是只含酒精但不含有机酸的安慰剂洗液。我们每人都拿了好几瓶洗液回家，并被告知每隔4 小时使用一次，洗手后也要用。我们还要记录任何不良反应（如手部或眼部发红或受刺激）或感冒症状。每周我们要接受一次洗鼻：将盐水喷溅入鼻中，然后将流出的液体放入收集杯中，检验病毒存在与否。我还挺享受这种见面的，因为护士们的幽默感简直跟洗鼻过程一样犀利；整个过程只需一个哼鼻的功夫就好了。第一次使用时，感觉洗液有点黏黏的，不太舒服，而且它好像永远也干不了，我得在空中舞爪好几分钟后，才能用手碰键盘。通常冬天洗完手后，我的手会发红刺痛，但这种洗液却让我的手在冬日得以保持湿润。我不清楚自己拿到的是抗病毒洗液还是安慰剂，但在感冒高发季长达 12 周的试验中，我只得了一次轻微的感冒（而通常我的统计结果是两次）。

结果出来了，事实证明两组志愿者在得感冒次数这点上并无明显差异。"这并不是说洗液没效果，"特纳说，"而是说两种洗液都起效了。"两个组得感冒的次数都要比正常情况少，这很可能是安慰剂效应：参与试验的人对他们的手都更为留意，洗手次数增多，并且尽量不用手触碰鼻子与眼睛（以避免洗液的刺激）。尽管如此，特纳对这些抗病毒洗手液的疗效仍寄予厚望，而且会继续对其进行测试。如果他们成功的话，可能还要再做一两年的测试和开发，然后我们大众才能用得上。

另一种中断感冒传播的方法是为遭受感染的表面消毒。正如我们最近学到的，感冒病毒有依附在那些常被触及的物体表面的本领，尤其是由塑料、不锈钢和其他坚硬的无孔材料制成的物体上，如门把手、楼梯栏杆、遥控器、电话和电灯开关。"我们仍不知道清洁物体表面的最佳方法，"比吉特·温特说，"用湿抹布擦拭它们也许反而促进了病毒的传播。"因此温特目前正在研究这个问题：如何才能最大限度地将病毒从家居和工作场所的物体表面移走？

7 月的一个晴天，一名志愿者——叫她哈蒂好了——到温特的实验室来帮忙甄别各种清洁表面的方法。哈蒂在弗吉尼亚大学医学院工作，对脏污表面的危害有充分的认识。在医院的洗手间，"我用胳膊肘关水龙头，用脚关门"，她说。但去年秋天，她还是得了惨重的感冒，然后就借此机会回应了温特实验室招募志愿者的广告，广告写的是："你新得了感冒吗？你愿意收集一大茶匙的鼻涕吗？"哈蒂同意在她感冒开始发作的 48 小时内收集一

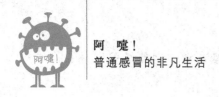
茶匙她自己的鼻涕。"这并不好玩"，她承认，但为了现金奖励，值了。她将这些鼻黏液递交给了温特的实验室。样本经鼻病毒检验后，结果呈阳性，于是被储存在－70℃的条件下冷冻。

6个月后，哈蒂跟她的感冒分泌物重聚，以检验不同清洗剂的功效。哈蒂是这项任务的完美候选人——她不会再被这株鼻病毒感染，她身上已具备相应抗体，因而对其免疫（科学家可不希望害人得病，除非是迫不得已）。温特的团队将哈蒂的鼻黏液涂抹在8部按键式电话的按钮上，并待其干燥。"只能抹一点点"，温特说，要跟正常生活中受污染的手指所能夹带的量差不多。一部分电话按钮在涂抹鼻黏液前被施以多种清洁剂，如水、酒精、酒精与柠檬酸（一种流行的消毒喷剂），还有消毒湿巾，另一部分则是在涂完黏液后才施用清洁剂。哈蒂的任务就是把她的手当"试纸"，看看她是否会从经多种预处理的电话按钮上沾染上自己的鼻病毒。她用手指按压按钮，随后将该手指浸入一个能收集任何黏附于其上的病毒的液体培养基中。

温特的研究跟特纳一样，都在进行中，还要等好一段时间才能得出结果，看哪种清洁剂能最有效地对抗感冒。在此期间，她说："当我家里有人感冒时，我就用任何手头上有的东西来清洁常用器具的表面，喷消毒剂，或单单用水。我们真的无从得知什么最管用，但我觉得任何搭配居家清洁剂的彻底清洁都能机械地将病毒移除。"

也许有一天，我们会拥有能让病毒一触即灭的表面涂层。这项新技术的承诺出自病毒学家约翰·奥克斯福德（John Oxford）的研究，他曾在感冒研究所工作过。瑞彻斯科林病毒公司（Retroscreen Virology）是一家欧洲的研究型企业，奥克斯福德和他的同事们在那里发现，某些纳米物质，如颗粒大小不超过100纳米的硅片和金属碳化陶瓷，可以在一小时内灭活接近100%的病毒。"研究尚处初级阶段，"研究组的管理主任罗伯特·兰博基-威廉（Robert Lambkin-Williams）说，"我们仍然不明白它是如何起效的。但这对于各种表面、门把手和电梯按钮上的涂层应用来说无疑是有发展前景的。"

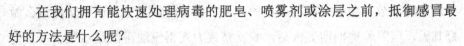

在我们拥有能快速处理病毒的肥皂、喷雾剂或涂层之前，抵御感冒最好的方法是什么呢？

对那些总是从孩子身上感染感冒的父母而言，哈利·罗特伯特给出了特别的预防建议：一是在家中每扇房门的旁边摆上一瓶酒精洗手液，并在出入房间时使用。二是当孩子感冒时，给他们一个迷你隔离期。这并不是说要用保鲜膜封住他们的房间，只需保证分开清洗他们的衣物和床单，并用酒精消毒房间的各个表面，如门把手、婴儿床扶手、尿布桶及所有容易滋生细菌的地方就行了。当你亲吻孩子道晚安时，亲他的额头，然后用酒精洗手液洗手。

对其他人的建议如下。

照顾好你自己

"针对大众健康最好的建议是，"阿尔伯塔大学的儿科教授苏尼塔·法拉（Sunita Vohra）说，"吃好（多吃蔬果），睡好，并保证一定的运动。"

避免接触生病的大人和小孩

"尤其是学龄前和学龄期的小孩"，他们是感冒病毒的储藏库，小杰克·格沃特尼说。

勤快并认真地洗手

"每次进屋都要洗手。"哈利·罗特波特建议道。还有，在体育比赛或商务会议等手部接触较多的活动结束后，也要洗手。或者，你也可以考虑用日本的自腰部开始行的鞠躬礼来代替传统的握手礼，这被罗特伯特戏称为"一个绝佳的预防传染的手段"。

让你的手远离你的脸

"我周围有人得感冒时，"比吉特·温特说，"我会非常留意自己的手，

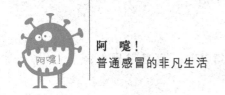

并避免将其放在脸上。我孩子小的时候得感冒时，我总会试着坚持这么做好几天，但照顾他们四五天后，我就精疲力竭得没法再注意这些了，那便是我最后得感冒的时候。"

教育你的孩子（还有你自己）不要自体接种

感冒高发季从孩子们回校约两周后开始。他们因用手接触受污染的表面而沾染上病毒，再通过用手抠鼻或揉眼而让病毒进入体内，随后他们就把病毒带回家来传染你了。一项研究发现，训练孩子们不要以这种方式自体接种能显著减少感冒发病率。我还很喜欢尼尔斯·米京德的建议，即右利手的人训练自己只用左手来碰眼睛和鼻子，用一只"干净之手"专门来碰眼鼻，用另一只"脏污之手"来接触周围环境。

如果你家里有人生病了，有计划性地用消毒剂或酒精甚至是清水来清洁物体表面

"重点放在家中人人都会碰到的东西，如冰箱门把手、咖啡机、门把手和马桶水箱手柄等，"比吉特·温特说，"我丈夫得感冒时，这些东西的表面我每天至少清洗一次。有些人会往空中喷消毒剂，但鼻病毒并不会在空气中飞舞，我们应该把更多精力放在清洁表面上。"如果你感冒了，那么在伸手够冰箱门把手或按微波炉"开始"键前，请注意一定要洗手。你大可不必担心是否会发生二度感染，因为你不会被同一种病毒感染两次，但这不失为一个保护其他家庭成员的好习惯。

当你在室外闲逛时，小心为上

如果你要去儿科医生的办公室，尽量把预约时间安排在早晨。带上你自己的玩具和阅读材料。为了躲开健身房里一同锻炼的人带着的病毒，健身时不要用手摸脸，并在健身前后或切换健身器材时用肥皂和热水洗手。别

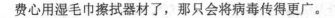

费心用湿毛巾擦拭器材了，那只会将病毒传得更广。

把喷嚏打在餐巾纸上（然后扔掉）或者喷在你衣袖的上端

要想见识一下在衣袖上打喷嚏的技巧，不妨访问 www.coughsafe.com 观看一个叫"何不把喷嚏打在袖子上呢？"（Why Don't We Do It in Our Sleeves？）的视频。

当一名好公民

感冒的话你就待在家里吧。2008 年的问卷调查显示，超过半数以上的员工反映说他们在生病期间依然上班。主要原因是什么呢？因为他们没有带薪病假，或者因雇主施压叫他们继续上班。出勤至上主义（presenteeism），指本该卧床休息却硬是去上班的一种行为，它每年给美国经济造成至少 1500 亿美元的损失，而感冒和其他呼吸道感染就占了这个账单的 20%。出勤至上可不是个好主意，哈佛大学公共健康学院的罗伯特·布兰登（Robert Blendon）说。生病的员工表现低于一般标准，并且对工作环境也会带来消极影响。更重要的是，他们还会传播病菌。"得病时待在家里要好得多，"依莲·拉尔森说，"我知道，这对人们来说很难。但如果你会传染别人，在工作场合待着就真不是什么好主意。如果不得已要外出的话，你最好离别人 1 米以上。别把喷嚏打在手里之后还主动要求握手。"待在自己的办公室里别动，就当是帮你的同事一个忙。让你的同事们知道你病了，好让他们能跟你保持距离。如果你是个雇主，那就打消让职工在生病时来上班的念头。他们请病假时别处罚他们，反倒给他们提供一些可由他们任意处置的带薪假期。少了他们，世界照样转——除非他们是宇航员。1990 年 2 月 21 日，亚特兰蒂斯号航天飞机正准备执行一个最高机密的军事行动，即发射一枚用于拍摄苏联的精密照片并窃听通讯的间谍卫星。然而，这架航天飞机比预计时间晚发射了 5 天，原因之一是机组指挥官约翰·克莱顿（John Creighton）患

了重感冒，鼻塞严重得无法起飞。也许他们从瓦尔特·施艾拉身上学到了某些东西。但这一延误给美国航空航天局造成了 270 万美元的巨大损失。

放松

时不时得一下感冒也许并不是一件坏事。

→ 注 释 ←

唐纳德·特朗普对握手的评论出自他的博客，网址为：www.trumpuniversity.com/blog/post/2008/07/the-importance-of-a-good-handshake.cfm.

斯派克·永星·李对打喷嚏的研究可参见：S.W.S. Lee, "Sneezing in time of a flu pandemic: Public sneezing increases perception of unrelated risks and shifts preference for federal spending," *Psychological Science*, November 9, 2009.

面罩的研究出自：J. L. Jacobs et al., "Use of surgical face masks to reduce the incidence of the common cold among healthcare workers in Japan: a randomized controlled trial," *Am J Infect Control* 37(5): 417–9 (2009)。我对 2009 年搞笑诺贝尔奖颁奖典礼的转述出自：*Br Med J* 339: b4089 (2009).

伊格纳茨·塞梅尔魏斯的故事见于：M. Best and D. Neuhauser, "Ignaz Semmelweis and the birth of infection control," *Qual Saf Health Care* 1: 233–234 (2004); 塞梅尔魏斯协会国际网：www.semmelweis.org; Irvine London, *The Tragedy of Childbed Fever* (Oxford, 2000).

"消灭咳嗽行动"这一研究出自：M.A.K Ryan et al., "Hand-washing and respiratory illness among young adults in military training," *Am J Prev Med* 21(2):79–83 (2001).

罗特伯特对肥皂和干燥的手的评论出自：Rotbart(2008), p. 270。依莲·拉尔森对不同清洁剂效用及从其他方面来预防感冒的研究刊载于：A. E. Aiello et al., "Effect of hand hygiene on infectious disease risk in the community setting: A meta-analysis," *Am J Public Health* 98(8): 1372–1381 (2008); S. F. Bloomfield et al., "The effectiveness of hand hygiene procedures in reducing the risks of infections in home and community settings including handwashing and alcohol-based hand sanitizers," *Am J Infect Control* 35(10): S27–S64 (2007); A. E. Aiello et al., "Consumer antibacterial soaps: Effective or just risky?" *Clin Infec Dis* 45 (Suppl 2): S137–S147 (2007); E. L. Larson, "Warned, but not well armed: preventing viral upper respiratory infections in households," *Public Health Nursing* 24(1): 48–59 (2006); E. L. Larson, "Effect of antibacterial home cleaning and handwashing products on infectious disease symptoms," *Ann Int Med* 140(5): 321–329(2004)。美国人洗手习惯的问卷结果来自：美国微生物协会 2003 年 9 月 15 日发布的机场旅客的洗手习惯（问

卷结果发表在：http://asm.org/media/index.asp?bid=217）；肥皂与洗涤剂联盟 2007 年的调查问卷；还有 GOJO 在 2004 年 5 月做的名为 "Germ" 的问卷。洗手习惯受同伴压力及其他因素的影响的研究发表于：E. Scott and K. Vanick, "A survey of hand hygiene practices on a residential college campus," *Am J Infect Control* 35(10): 694–696 (2007); E. L. Larson, "Hand hygiene behavior in a pediatric emergency department and a pediatric intensive care unit: comparison of use of 2 dispenser systems," *Am J Crit Care* 14(4): 304–311 (2005); 及水与卫生项目（Water and Sanitation Program）的网站：www.wsp.org.

依莲·拉尔森关于人们对感冒的误解的研究出自："Knowledge and misconceptions regarding upper respiratory infections and influenza among urban Hispanic households: Need for targeted messaging," *J Immig Min Health* 11: 71–82 (2009). 倡议运动 "得之，弃之，灭之" 的叙述可参见英国卫生部的网站：www.dh.gov.uk. 关于 "令人恶心的简讯" 的研究出自："University of Denver uses 'gross' messaging to increases hand-washing, fight norovirus,"（网址：www.eurekalert.org/pub_releases/2008-12/uod-uod121508.php）.

罗恩·特纳关于手部消毒液的研究发表于：R. B. Turner et al., "Efficacy of organic acids in hand cleansers for prevention of rhinovirus infections," *Antimicrob Agents and Chemother* 48(7): 2595–8 (2004); R. B. Turner and J. O.Hendley, "Virucidal hand treatments for prevention of rhinovirus infection," *J Antimicrob Chemother* 56: 805–807 (2005); R. B. Turner et al., "Effectiveness of hand sanitizers with and without organic acids for removal of rhinovirus from hands," *Antimicrob Agents Chemother*, 4 January 2010.

罗特伯特对日本鞠躬礼的评论出自：Rotbart(2008), p. 268.

训练儿童不要自体接种的研究发表于：D. L. Corley et al., "Prevention of post-infectious asthma in children by reducing self-inoculatory behavior," *J Pediatr Psychol* 12: 519–531 (1987).

2008 年做的请病假的问卷调查结果来自由国立公共广播（National Public Radio）、凯瑟家庭基金会（Kaiser Family Foundation）及哈佛大学公共健康学院在 2008 年 5 月 24 日至 6 月 8 日共同做的抽样调查。布兰登的言论被国立公共广播在 2008 年 7 月 28 日的早间新闻中引用。还请参见一项由康奈尔大学健康和生产力研究学院（Institute for Health and Productivity Studies, IHPS）在 2004 年 4 月 20 日做的新闻发布会中谈及的关于出勤至上主义的研究报告，网址为：www.news.cornell.edu/releases/April04/cost.illness.jobs.sssl.html.

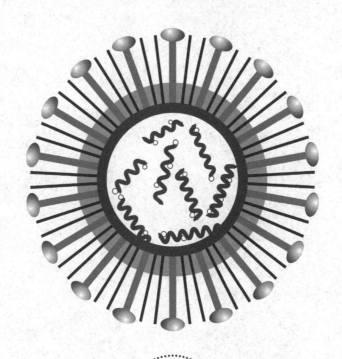

第九章

抵御感冒

虽说微生物没心肝，但亲爱的病菌，我跟你永不分离。

——乔治•艾德（George Ade）

从外观上看，鼻病毒和它们能导致感冒的表兄弟是麻烦制造者，它们一心传播不适，而人们则想不惜一切代价避开它们。但事实并非如此。实际上，甚至可以说有充分的理由来说明病毒是人体环境的一部分，而且它对人体可能还有益处。一方面，感冒病毒是早已潜伏于我们体内的众多生物中的新成员。我们的身体根本不如自己所想的那般纯净。我们活在大量的微生物之中，就算市面上有名目众多的抗微生物熏蒸、喷剂、洗液、肥皂及清洁产品，想完全躲避它们也是不可能的，实际上，我们也不愿这么做。我们体内的大部分细胞都是微生物（我们长得不像细菌，是因为人类细胞要比微生物大）。我们的肌肤与细菌为伍；我们的肠子在细菌中漂游。研究表明，一只手平均藏有约150种微生物。奇怪的是，女性手上的细菌种类要远多于男性，这很奇怪，因为女性报告的洗手次数要多于男性。这种数目的差异可能与皮肤厚度、酸度、汗腺分泌量及激素等性别相关的差异有关。

与其说我们人类是独立的个体，不如说是热闹的生态系统。其上寄居了数以兆亿计的大部分无害的微生物，它们既贡献，也索取，它们帮助我们消化食物、调节免疫系统并抵御疾病。还有些病毒从童年到老年都一直寄居在我们体内，它们危害不大，顶多惹点小麻烦。

感冒病毒只是混入微生物群而已。而且，它们更关心的是自身的繁衍生息，而非我们的痛苦。让我们从它们的角度来看问题吧。任何病毒，其生存目标都不是惹恼我们或杀掉我们，而是繁殖。几百万年来，感冒病毒老老实实地研究了我们的细胞生物学和免疫学，以期争得一个舒适的生态位来繁衍生息并传播后代。如果我们病得太重，对病毒反倒没好处。正如詹姆斯·拉夫洛克所说："能力不济的病毒才会杀掉寄主，聪明的病毒则会与寄主朝夕相处。"对病毒来说，最好能减轻毒力，同时又不减弱传播力。这就好比走钢丝。适应性十全十美的病毒也许会采用一种全然不会伤害寄主的繁衍模式。鼻病毒在适应性上也许是最接近完美的，它的毒力衰减到寄主尚能自由走动的程度，这样寄主就能在上班和上学途中继续流鼻涕，加速病毒的传播。

有些科学家会走极端，说我们与感冒病毒的关系会朝着共生的方向发展，让双方都受益。小杰克·格沃特尼并不认同这一看法。"我认为感冒病毒没有任何好处，"他对我说，"不然我就不会耗费 40 年的生命来试图摆脱它们了。"

的确，我们怎么可能会从这一伙伴关系中获益呢？

好吧，第一个好处就是我们得到了喘息的机会。感冒迫使我们慢下来。感冒对学校、工作场所和工业活动造成的干扰已广为人知。但这还只是事物的一面。我们是如此顽固，只有感冒或更糟的疾病才能将我们从工作中暂时解放出来。也许隔三差五地躺一会儿，被迫将自己从每日例行公事的压力中解脱出来，也不失为一件好事。流着鼻涕在家待上几天，兴许某种程度上说还有利健康呢：生活步调改变了，床头桌上放一壶开水，有机会

喝妈妈做的鸡汤（配方见附录）或吸吮蜜制止咳糖浆，有机会睡前多读几行文字，而且要是走运的话，你还能得到配偶、朋友或医生关切的慰问。所有这些对免疫系统都有修复作用，可抵消之前炼狱般的折磨。不妨把感冒当成一种安全阀吧。也许有一天我们能彻底将其消灭，谁知道呢？可那样的话，我们也许会经受更多跟压力有关的疾病、焦虑、抑郁及高血压，甚至还可能得更多流感。

一种有趣的新理论认为，被鼻病毒感染也许恰恰能令人远离流感，实际上，在疫苗尚在生产中时，法国的感冒季恰好阻挡了 H1N1 流感的暴发，拯救了许多生命。2009 年的流感疫情暴发期间，法国的研究人员留意到该国流感发病率的一个有趣的模式。病例从 9 月初开始上升，接着一直徘徊在低位，直到 10 月下旬，然后重新回升。天气情况和社会行为都没有太大变化，发病率上升过程中缘何出现延迟仍是个谜。法国里昂市的国立流感中心（National Influenza Centre）的让 - 塞巴斯蒂安·卡萨莱诺（Jean-Sebastien Casalegno）观察喉检药签时发现，猪流感阳性测试结果数量下降的时期，正好是鼻病毒数量上升的时期。挪威和瑞典也出现了相同的模式：鼻病毒病例数上升时，流感病例数下降；鼻病毒病例数下降时，流感病例数上升。谨慎起见，我们应质疑这种相关性是否确凿。但也许有合理的机制来解释这一现象。科学家猜测，鼻病毒也许能通过一种叫"病毒干扰"的现象来阻止流感的传播。"一旦遭受鼻病毒感染，受感染的细胞就会开始生产细胞干扰素或其他细胞因子，成分跟得流感后产生的相类似，"瑞典的研究人员写道，"这种免疫应答使细胞进入一种抗病毒状态。"过去的研究发现受鼻病毒感染的人较不易受其他病毒的感染，如腺病毒、冠状病毒、副流感病毒和流感病毒。如果鼻病毒的确推迟了流感疫情在法国和瑞典的暴发（这可能真的救了不少人命），研究人员问道，这可否成为控制疫情传播的一种途径呢？或者也可利用其来开发新药？

我们身上这些最有才华的寄生物也许也能令我们更聪明、更强壮。感冒病毒教导我们，给我们提供安全、天然的在职培训，使我们的免疫系统更健全，让免疫应答更强有力，甚至还可能培养出我们对无害物的耐受性。也许，试图不让我们的孩子正常地得感冒、流鼻涕并不是个好主意。如果我们的身体对明显无害的病毒（如某些鼻病毒）的免疫应答显得有点儿过了头，那么我们就该从演化角度找找原因。研究表明，脊椎动物和非脊椎动物都有炎症反应。历经了千百代的演变，我们对炎症反应依然不离不弃，这说明过度反应也许仍是利大于弊的。

更重要的是，感冒还教会了我们认识自身的某些特质和个性。看起来，我们对感冒病毒的响应，以及对旨在消灭病毒的药方的反应，至少跟我们的个人体质、遗传组成、经历、信念和我们的心理相关。也许一场感冒到底是像小鼠轻挠还是像老虎重击，既取决于患者的基因，也关乎其信念。

最近又有一个正面消息大白于天下：感冒病毒可能对推动科学发展作出英勇贡献。

不久前，就究竟是要保存还是销毁存放于美国和俄罗斯高度戒备的实验室中的最后几株天花病毒这一点，社会各界进行了一场激烈的辩论。20世纪，天花在世界范围内夺去了超过5亿生命。有些专家（包括世界卫生组织）认为，将传染粒子完全铲除是确保病毒不会被二度引入的唯一方法。其他专家则担心，倘若完全摧毁这一病毒，就意味着失去了关于其如何传染及影响人体免疫系统的关键信息。最后，天花病毒的处决在最后一刻被美国医学会改判为缓期执行，即留作将来实验研究使用。

这对许多病毒来说是明智的选择。不久前，研究人员研发了一种用基因改造过的感冒病毒来瞄准并摧毁癌细胞的方法。2009 年，研究人员报道了一种用来治疗致命的肺部囊性纤维化疾病的新型基因疗法，它利用副流感病毒作为传递机制。同年，研究艾滋病的科学家宣布，一种感冒病毒将世界研发（艾滋病病毒 HIV）广谱疫苗的进程又推进了一步。研究人员已成功将 HIV 病毒的一个关键位点结合到鼻病毒表面，随后用该杂交体为动物接种，创造出了一种安全的 HIV 仿真体。它能诱使机体产生可高效抗击多种 HIV 变体的抗体，但同时却不会引发艾滋病。

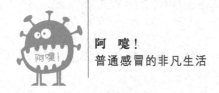
我们一边攥着纸巾，一边企盼，希望有一天，长久以来让我们苦恼的感冒会像骑士一般出现，将各类癌症、艾滋病甚至肥胖等恶魔统统一举歼灭。要我说，好好保管这些病毒吧。谁知道鼻病毒会不会私藏着一些还没"咳"出来的花招和秘密呢。

不止如此。曾经，所有病毒都仅仅被视作遗传寄生物、精心打造的致病机器而已。没错，几千年来病毒性流行病给人类造成了最旷日持久的威胁。但如今，科学家开始转变观点，把病毒视作演化过程中的胜利者，它们对地球生命（包括我们人类）的发展进程有着深远的创造性影响。"病毒是生物圈内占主导地位的生物体，"美国加利福尼亚大学欧文分校病毒研究中心主任路易斯·比利亚雷亚尔（Luis Villarreal）写道，"它是地球上最具活力的遗传体。"

病毒世界之大远远超出我们的想象，里面大约有 1 亿种不同的类型。比如说，一个令人震惊的事实是，海洋中居然有着 10^{31} 个病毒粒子，如果将它们一个个并行排列的话，长度足以横跨已知宇宙的直径。因为紫外线的缘故，这些病毒中的大部分每天都在更新换代。"因此，海洋中病毒基因组的再生速率是天文数字级的。"比利亚雷亚尔写道。陆地上也是如此。因为病毒的高突变率和高重组率，它们拥有创造新基因并将其向周围移动的特殊本领。这个猜想是刘易斯·托马斯（Lewis Thomas）几年前提出的。"我们生活在一个与病毒共舞的环境里，"托马斯写道，"它们像蜜蜂一样急速飞驰，从此生物体转移到彼生物体，从植物转到昆虫、哺乳动物还有我身上，再周而复始……它们将突变体四处传播，宛若置身于华丽的派对中。它们的存在也许是让突变的 DNA 得以尽可能广泛地传播的一种机制。"

在比利亚雷亚尔和越来越多持相似看法的科学家看来，病毒很可能是"看不见的创造者"，它为人类的演化作出了贡献。事实证明，我们有不少 DNA 都来源于病毒感染。遗传学家们最近了解到，古老病毒感染的残余物存在于包括人类在内的所有生物中。它们被称作内源性反转录病毒，约占我们 DNA 总量的 8%。有证据表明，这些古老的病毒在哺乳动物的胎盘演化（胎盘可保护胚胎并使其发育完备，相较于我们的祖先，这是一个惊人的进步）、基因调控，以及我们适应性免疫系统快速响应新病原体的能力这几方面发挥了一定作用。不管你接受与否，看来我们都不仅仅是从猩猩演化而来，还可能与病毒一脉相承。

我想了很久，试图琢磨出感冒最像什么。我觉得它最像一年来访一两次的远房亲戚，她会搬过来住几天（通常在节假日这样不太方便的时候）；她的习惯稍微有点恼人，会惹到你（你得承认你跟她得共同担当这个责任）；她会迫使你撤退到你私密的房间里（你在房里会做一些不合习惯的事，比如喝汤、阅读、打瞌睡）；但她也会让你想起自己的祖先，不管你多么不乐意承认，你们毕竟血脉相通，她还会给你提供一点能让你今后得益的个人教育。当她最后要离开的时候，你备感轻松，庆幸生活终于可以回归正常了（你为多腾出来的那点空间感激不尽），但你也很清楚，要不了多久她还会再度来访。嗳，但你至少长了一智[①]。

⟶ 注　释 ⟵

关于感冒病毒致病性和适应性的讨论出自：Kirchberger (2007), p. 8; S. Dreschers, "The cold case: are rhinoviruses perfectly adapted pathogens?" *Cell Mol Life Sci* 64(2): 181–191 (2007); J. Lederberg, "Emerging infections: An evolutionary perspective," *Emerg Infect Dis* 4(3) (1998); "Evolution from a virus's view," December 2007, 网址为：www.evolution.berkeley.edu.

鼻病毒对流感传播的可能影响的信息可见于：J.S. Casalengo et al, "Rhinoviruses delayed the circulation of pandemic influenza (H1N1) 2009 Virus in France," *Clin Microbiol Infect*, Jan. 28, 2010; A. Linde et al, "Does viral interference affect spread of influenza?" *Euro Surveill* 14(40): pii=19354 (2009); R.M. Greer et al, "Do rhinoviruses reduce the probability of viral co-detection during acute respiratory tract infections," *J Clin Virol* 45(1): 10–15 (2009).

感冒病毒被用于研发其他疾病的疗法的研究刊载于：G. F. Arnold et al., "Broad neutralization of human immunodeficiency virus type 1 (HIV-1) elicited from human rhinoviruses that display the HIV-1 gp41 ELDKWA Epitope," *J Virology* 83(10): 5087–5100(2009); L. Zhang et al., "CFTR

---

① 原文为 that you may be the wiser for it，是谚语 "You may be older, but you may be wiser" 的后半句，可跟中文谚语 "吃一堑，长一智" 相对应。——译者注

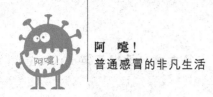
delivery to 25% of surface epithelial cells restores normal rates of mucus transport to human cystic fibrosis airway epithelium," *PLoSBiol Jul.* 7(7) 2009.

路易斯·比利亚雷亚尔对病毒的看法出自："Can viruses make us human?" *Proc Am Phil Soc* 148(3): 296 (2003); L. P. Villarreal, "Are Viruses Alive?" *Scientific American* December 2004, pp. 98–101.

对刘易斯·托马斯的引用出自：*The Lives of a Cell* (Penguin, 1978).

跟内源性反转录病毒有关的研究出自：Robin A. Weiss, "The discovery of endogenous retroviruses," *Retrovirology* 3: 67 (2006).

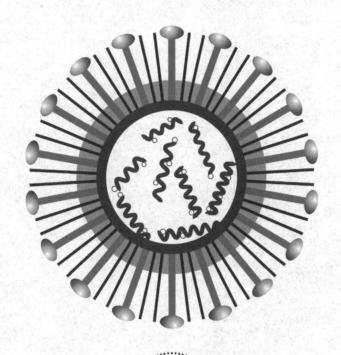

感冒的慰藉

"举棋不定的话，那就按兵不动！"

　　——家庭医生格雷厄姆·沃勒尔（Graham Worrall）引用教授帕特里

克·拜恩（Patrick Byrne）的话

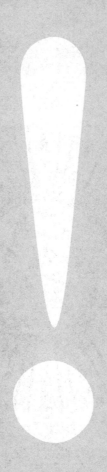

既然没有万无一失的预防或治疗方案，那么感冒患者该怎么办？

一些专家或许会认同沃勒尔和拜恩的说法，按兵不动——没错，就是基本上什么事都别做。如果你什么都不做，你还是有极高的概率在7天内痊愈。儿科医生汤姆·鲍尔得感冒时，他做的"仅仅是我母亲多年前所做的：好好休息并补充水分"。但你要是被症状困扰得实在不行了，那么也有专门针对这些症状的治疗方法，正如克里斯托弗·安德鲁斯先生所说，"它们能让身体恢复的同时让你感觉到你正在恢复。"这些疗方还可能有助于避免潜在的并发症。如果感冒病根太重，它可能会演变为持续性咳嗽、鼻窦感染、耳部感染、支气管炎或诱发哮喘发作。

以下是专家给出的感冒护理方法，有的有医学基础，有的则是象征性的。

专家建议你做些什么

感冒专家对市面货架上最流行的"多症状"感冒药持怀疑态度。"许多人都使用非处方药,"塞巴斯蒂安·约翰斯顿说,"这是他们的选择,没错,但这些东西并不比简单的阿司匹林或对乙酰氨基酚有效。我不会在它们身上浪费钱。"这些调制品大多含多种成分,有些成分既不必要又未被证实有效,而且你吞服的成分越多,你就越有可能经受比感冒本身还糟糕的不良反应。再者,如果同时服用其他药物(如阿司匹林或对乙酰氨基酚),你可能会有药物摄入过量的风险。

更好的办法是使用单一成分的药物,以集中精力对付困扰你的不同症状(详见后文针对感冒症状的处方)。

小杰克·格沃特尼强调了感冒症状一出现就立即治疗的重要性:第一,在症状最糟糕的时期(最初三天)要尽力去缓解症状;第二,要尽量控制鼻黏液的聚积,因为它可能会被吸入鼻窦,导致鼻窦炎。关键诀窍就是要迅速行动,保证气道畅通。当格沃特尼感觉快要得感冒时,他会每隔 12 小时服用两种单一成分的药剂,直到感冒症状消退为止。一种是像布洛芬或萘普生这类的非甾体类(解热镇痛类)抗炎药,用于舒缓咳嗽、全身乏力和咽喉痛;另一种是抗组胺剂,它是通过阻碍体内组胺运作以减轻流鼻涕和打喷嚏症状的化合物。抗组胺剂有两种类型,较旧的如苯那君(Benadryl,苯海拉明)或氯非拉明(Chlor-Trimeton)是所谓的第一代,可使人嗜睡。新一代不会导致人嗜睡的抗组胺剂有克敏能(Claritin,氯雷他定)或阿莱格拉(Allegra)等。只有老一代、有镇静性的那类抗组胺剂才能抵御感冒。

罗恩·特纳用鼻腔减充血剂 [喷雾或滴剂,如阿氟林(Afrin)] 来对付棘手的日间呼吸不畅。减充血剂能通过收缩鼻黏膜内的血管来打开鼻通道,而鼻通道不畅通是导致鼻塞的首要原因(他说,鸡汤也许管用,但做起来太麻烦了,而且他家也没人自告奋勇为他做)。至于夜间的流涕和喉咙发痒,特纳则使用一种较老的镇静类抗组胺剂。

比吉特·温特则借助一种非甾体类抗炎药,即一片布洛芬或阿司匹林,只在睡前服用,有助于睡个好觉。塞巴斯蒂安·约翰斯顿也一样,只服用扑热息痛(又名对乙酰氨基酚)。

没人建议用非处方止咳糖浆（虽然大众似乎仍对这种药热情十足，它在感冒季总是迅速脱销）。止咳糖浆并不管用。再者，它们对孩子来说可能很危险。基于这些原因，美国胸科医师学会（American College of Chest Physicians）强烈建议人们不要使用。咳嗽是机体防御的一部分，完全抑制它并不是件好事。

至于膳食补充剂和草药替代疗法的效果，据格沃特尼所说，有充分的证据表明锌和紫锥菊并不管用。至于像人参、维生素 C 这样的天然配方，目前尚没有明确定论。不过汤姆·鲍尔建议说，如果服用膳食补充剂能令你感觉遭的罪更少些，那就果断用吧，只要不引起有害的不良反应就好。"甚至那些表明疗法在实验组和安慰剂组间无甚差别的'阴性'研究中，也有些个体的确对疗法有所响应，"鲍尔说，"虽然对此有一些解释，但有一点要肯定的是，个体对药物的反应各不相同。所以如果一种疗法实质上没什么风险的话，在我看来尝试一下未尝不可。"但格沃特尼提醒，要当聪明的消费者，别被离谱的宣传语忽悠了。好好看看这些研究，如有疑惑，请咨询你的医生。

儿童又该如何治疗呢？父母在给婴幼儿服用非处方药前应当咨询医生。据美国 FDA 所说，不应给两周岁以下的儿童服用任何感冒或咳嗽药物。因为这些药导致荨麻疹、嗜睡、呼吸困难甚至死亡等严重不良反应的风险很高。尽管 FDA 仍没有完成对 2 ～ 11 周岁儿童的药物安全性审核，但大多数专家都不建议大众使用此类药物，尤其是 6 岁以下的儿童。美国儿科学会（American College of Pediatricians）还将这一建议推广到了 14 岁以下的儿童。在给孩子使用草药或替代疗法前，父母应该先请教医生。此类疗法对孩子的功效大多尚未得到很好的佐证，所以还是小心为上。

要记得汤姆·鲍尔的建议："当我们把像感冒这样的自然现象'医疗化'时，有一种疗法常常被人忽视或遗忘。"当患者来汤姆的办公室为一个孩子寻求帮助时，他会给他们开"爱的处方"。

"我开始这么做是为了提醒家长们，即便我开的不算是'药方'，有些事也是他们本身就能为孩子做的，"他说，"让我印象深刻的是，许多家长（当然啦，主要是母亲，因为来问诊室的总是她们）都受到安慰和鼓舞，他们得知除了鼻腔吸痰和泰诺以外，可以做的还有许多。我看到他们的肩膀放松了，脸上的紧张也消失了。如果我们的父母有爱心又懂关怀，我们都会记得如何在重病期间得到安抚。随便你把这种影响叫做什么，安慰剂也好，减压剂也罢，总之它很重要，而令人沮丧的是，它太容易被忽略了。"

感冒症状的处方

喉咙痛

含盐漱口水（将 1/2 茶匙的盐溶解在一杯 250 毫升的温水中）能暂时缓解喉咙疼痛。因为盐水的浓度高于你喉咙内的黏液，渗透差把水分从肿胀部位排出，减少了肿胀感，就减轻了对神经的压迫，并缓解了疼痛。就着蜂蜜和甘油含服非药用的润喉糖也许也有效果。大龄儿童可从含盐漱口水，或含服咳嗽滴剂、硬糖中得益（但要注意窒息的危险）。

头痛、全身不适、轻度发热

用阿司匹林或对乙酰氨基酚这样的镇痛药，或布洛芬这样的非甾体抗炎药可以缓解头痛和咽喉痛。但是，有证据表明，使用阿司匹林和对乙酰氨基酚可能会略微加重鼻部症状，延长病毒从鼻内脱离的时间，并降低抗体的产量。

对于 6 岁以下的儿童：请用布洛芬或对乙酰氨基酚这类非阿司匹林止痛药，根据年龄适当调整剂量。对乙酰氨基酚对于三个月以上的婴儿是安全的；布洛芬对一岁以上的儿童是安全的。由于有患雷氏综合征（Reye's syndrome）这一罕见但可致命的疾病的风险，不应给 18 周岁以下的未成年人使用阿司匹林。要鼓励孩子多喝清水，以防脱水。

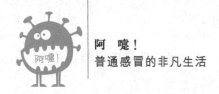

鼻塞

使用含赛洛唑啉或羟甲唑啉的鼻腔减充血剂滴剂或喷剂,尤其是睡前使用,有助于清通堵塞的鼻通道。减充血剂通过收缩鼻腔黏膜血管来打开鼻腔。滴剂和喷雾剂[如阿氟林或新辛弗林(Neo-Synephrine)]比口服减充血剂起效更快,不良反应也更少。然而,最好不要连续使用滴剂或喷剂超过三天,因其能引发慢性黏膜炎症,导致鼻塞"反弹式复发",并且比原先的鼻塞更严重。如果鼻塞持续多日,那就改用含伪麻黄碱的处方口服减充血剂,如速达菲(如果你有高血压、心脏病、糖尿病、甲状腺功能亢进症、焦虑症,或正在服用其他药物,那么请咨询医生)。目前,含大剂量伪麻黄碱的口服减充血剂仅可通过医生的处方获取,因为该药可作为制造冰毒的一种组分。目前药店货架上有售的非处方口服减充血剂,如抗组胺药安可提菲(Actifed)、速达菲 PE 和泰诺鼻窦炎药含有效果稍弱的成分——去氧肾上腺素。12 周岁以下的儿童不应使用鼻腔减充血剂。

有些证据表明,药店有售的鼻腔冲洗生理盐水或喷剂也有一定的舒缓效应,而且还不会导致反弹效应,同时对儿童也可安全使用。

7~10 天还不见好的持久性鼻部症状可能表明有细菌感染,请及时就医。

对于 6 周岁以下的儿童:少儿不宜使用减充血鼻腔喷雾剂或口服减充血剂。几乎没有证据显示它们有效,而且它们还可能会引发不良反应。尝试用普通的生理盐水滴鼻液或吸球来舒缓鼻腔,或轻柔地擤鼻子来排出黏液。饮用白开水或果汁等也有助于舒缓鼻塞。

流鼻涕和打喷嚏

格沃特尼说,第一代抗组胺剂能使鼻腔分泌物变干,使流涕量减少30%,打喷嚏次数减少 80%~90%。并不是人人都同意这一点:一项综述做出的结论是,抗组胺药对于感冒相关的打喷嚏或流鼻涕症状并没有任何明显的减轻作用。但由于与困倦相关的风险,这类抗组胺药对于那些呼吸有困难的人来说风险尤其大，因此不建议给儿童使用。这类药仅限用于成人，使用时应谨慎，最好在夜间服用，这样困倦就不是问题了。而新的、无镇静作用的"第二代"抗组胺药克敏能和阿莱格拉对感冒症状并无效果。

对于 6 周岁以下的儿童：有些医生建议使用凉雾加湿器来减轻流涕症状，但并没有什么证据可支持其疗效（请参阅下文加湿空气部分）。如果你决定用这个方法，那么请每天给加湿器换水并按照生产商的指示为其做清洁，以确保其免受真菌和细菌污染。由于加湿器有被污染的风险，有些专家建议让孩子坐在淋浴房里，用花洒的温水熏蒸。

如果你易受鼻窦感染，那么最好保持呼吸道的畅通。使用减充血剂和老式的抗组胺药，然后轻柔地擤鼻涕，一次擤一个鼻孔，持续 3 ～ 4 秒。

咳嗽

记住，咳嗽可能是有益的，因为它有助于把黏液、病菌和碎片清除出呼吸道。所以你要是除了感冒没别的毛病，就最好不要忍住咳嗽。研究指出，治疗因感冒而引起的咳嗽最有效的疗法就是将第一代的抗组胺药和减充血剂结合起来使用。有的人饮用热饮或就着蜂蜜或甘油含服润喉糖也能感受到舒缓作用。各类药用的咳嗽滴液效果并不比这些好，而且它们通常更贵。

别指望非处方的止咳糖浆（如惠菲宁、莫西尼 DM，还有维克斯 44 号止咳配方）啦，它们通常都含祛痰剂，或像右美沙芬和可待因这样的抑制剂。没有证据表明它们能缓解咳嗽。有些糖浆含已知能减轻咳嗽的成分，但这些成分的含量太少，不足以产生功效。千万别让孩子服用这些糖浆。止咳药实际上会恶化儿童呼吸道症状并导致呼吸问题；在年龄小于两岁的幼儿中，它们常被超量使用。

与感冒相关的咳嗽持续时间通常少于 3 天，如果你咳嗽不止，请及时就医。

对于 6 周岁以下的儿童：目前，美国现有的止咳药中还没有任何一种被证明能有效治疗儿童咳嗽，而且有些情况下，这些药物相当危险。因此，

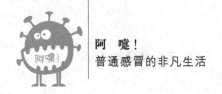

美国儿科学会和其他专家强烈建议父母不要给孩子使用止咳药和感冒药。在温暖的淋浴室做熏蒸（或在浴室里打开热水），再喝上口热汤和热饮，有助于改善鼻塞，放松呼吸道，并减轻咳嗽痉挛。调高孩子的床头兴许会减轻夜间鼻塞和咳嗽，让他们睡得更香。

如果你易受鼻窦感染或容易胸腔咳嗽，那就不要抽烟。还有，感冒时尽量不要吸入柴火的烟气，因为它会刺激你的呼吸道。如果你出现发热、气短或严重咳嗽这类症状，请就医。

难以入睡

试着服用对乙酰氨基酚这样的止痛药，或使用布洛芬或萘普生这样的非甾体类抗炎药。如果你被鼻塞搞得睡不着觉，那么减充血滴鼻剂或喷雾剂将有助于减轻你的鼻塞。

对于 6 周岁以下的儿童：不要给幼儿服用镇静类的抗组胺药。为了舒缓鼻腔疼痛，请试着在孩子的卧室内打开加湿器。不要将雾气朝向床，并且一定要每天换水，并按照指令清洁加湿器。

对于以上所有的症状，别忘了汤姆·鲍尔的处方：奉上暖人心窝的关怀。

妈妈们会怎么做

不久前，美国科学家采访了 300 名拥有不同文化背景的母亲，问她们用什么疗方来治疗孩子的感冒。她们几乎全都指望着用止痛药来治疗低烧和一般性身体不适。大多数人也会用鸡汤或樟脑擦剂（camphor rubs）这样的减充血剂。北美白人（或欧裔美国人）的妈妈们采用补水法和洗温水澡、湿敷和熏蒸等湿热法。非洲裔的妈妈们则靠鸡汤、樟脑擦剂、维生素和花草茶。波多黎各的妈妈们用樟脑擦剂、鸡汤和补水法。来自西印度 - 加勒比海域国家的妈妈们则用樟脑擦剂、鸡汤、草药和薄荷茶（含番泻叶、迷迭香、西非高粱、大蒜和灌木茶）。

人们想从感冒疗方中得到什么？

2007 年，美国威斯康星大学的研究员布鲁斯·巴雷特（Bruce Barrett）发表了一项研究，旨在确定人们对感冒疗方的疗效有多大期待，愿意花多少钱，愿意为某一好处担多大的风险。他的研究给人们提供了感冒疗方的四种可能，每种都应在感冒前三天每日服用三次。你会选哪一种呢？

第一种，一片要价 0.1 美元的维生素丸，没有明显的风险或不良反应，不能缩短感冒时长，但也许能减轻症状。

第二种，一片要价 0.2 美元的润喉糖，不良反应是口感差，并且偶尔会令人恶心，也许能稍微缩短感冒时长并减轻症状。

第三种，一勺要价 0.5 美元的草药提取物，可能尝起来很苦，但也许能缩减感冒时长并缓解症状。

第四种，一片要价 2 美元的处方药片，不良反应未知，能将感冒时长缩短 24 小时，同时减轻症状。

获胜者是……

在巴雷特的研究中，第一种获得了第一名，维生素 C 即是代表，有 30% 的人说他们会服用维生素，不管它是否有助于减轻症状。第二名是第三种，即草药提取物（代表药物是紫锥菊），有 15% 的人表示，不管效果如何都会服用草药。难吃的润喉糖（锌片）和神秘的处方药（普来可那立）打了个平手，只有 5% 的人说他们愿意服用润喉糖或药物，不管疗效如何。

总体而言，巴雷特的研究说明，为了平衡感冒药的费用和各种风险，人们要求药物至少得将症状减轻 25% ～ 50% 才行。巴雷特指出，所有药方的功效都无法达到这一水平，但从我们每年在感冒药上花费 300 亿美元这点来看，人们似乎无论如何也会花这个钱。

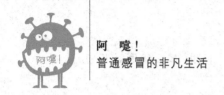

主流和非主流感冒药方指南

什么流行，什么不流行

如果问感冒让我们明白了自身的什么特质，小杰克·格沃特尼说，那就是我们中有很多人都很容易被骗，"我们容易上当这点显出了我们永恒的乐观主义倾向，还有我们的轻信盲从"。

空降兵牌感冒药

近年来，空降兵的销售额可能已从 200 万美元扶摇直上到了 1.5 亿美元。但实际上并没有确凿的证据显示这一混合了维生素、矿物质和草药的泡腾片能预防感冒或影响感冒的严重程度和持续时间。一点信实可靠的临床试验也没有。有些专家提议，就算空降兵确实有效，也可能是因其每片含高达 1000 毫克的维生素 C 的缘故，这可能稍微有一点实质性效果（请参阅以下维生素 C 部分）。如果事实的确如此，那么最好去买剂量实打实且便宜得多的维生素 C 含片，它的价格大概仅为一片空降兵药片的 1/15。至于空降兵抗击病毒的作用，那简直是胡扯。

穿心莲

植物穿心莲（*Andrographis paniculata*，又称为苦涩之王）生长在亚洲，在印度和中国的传统医学中被用于治疗感染和发热。它有时也被称作印度紫锥花，像堪简（Kan Jang）或寇德理疗（Kold kare）这类的感冒药中都含有这种成分，这些药物通常还含有其他草药，如刺五加（*Eleutherococcus senticosus*），或称西伯利亚人参。穿心莲作为一种治疗感冒和流感的药方在欧洲非常流行，但鲜有证据表明它是有效的。在实验室中，它表现出了一些抗炎活性，还有一些临床研究表明，它缓解感冒症状的效果比安慰剂稍好一点（注：不良反应包括胃部不适、食欲缺乏、呕吐及荨麻疹）。

抗生素

留意一下美国疾病预防与控制中心的口号吧："哼气、流涕、打喷嚏，请勿用抗生素！"抗生素是对抗由细菌引起的感染（如链球菌性喉炎和肺结核等）最有效的药物，但它们对于病毒性感染（如感冒或流感）则完全不起作用。此外，如果在不必要时使用抗生素，还可能有害，它会引发胃肠道不适和过敏性反应，还会加速日趋严重的抗药性细菌的增长。

抗生素常被开给患有耳部感染的儿童。但研究表明，用抗生素治疗只有12%的好转可能，但却有20%的风险会产生过敏反应。美国儿科学会推荐，在给 2 个月到 12 周岁的健康儿童开抗生素处方前，先进行 48 ～ 72 小时的观察。

鸡汤

大多数专家对于鸡汤是否真有药用价值不屑一顾。实验室研究已表明其能压制炎症反应，但尚没有关于鸡汤对感冒疗效的临床试验。尽管如此，我们大多数人都觉得鸡汤能镇痛，而且绝对有助于补充水分。

感立消（Cold-EEZE）

是含 15 ～ 25 毫克锌的葡萄糖酸锌含片。它的制造商奎格利公司（Quigley Corporation）声称，感立消锌片凭借其干扰鼻病毒复制的能力，能将感冒持续时长减半。然而，小杰克·格沃特尼和他的同事们仔细核查了 14 篇已发表的研究后认为，该锌片尚没有任何获得认可的疗效。

感冒福星（COLD-FX）

它的制造商是加拿大阿费莎生命科学公司。感冒福星含受专利保护的、经标准化提取的北美人参根提取物（请参阅以下人参部分）。在加拿大，感

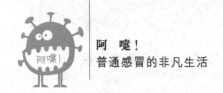

冒福星是最畅销的感冒药，它的广告称其"能提升免疫系统，有助于降低感冒及流感症状的频率、严重程度和持续时间"；在美国，它却仅声称能"强健免疫系统"。一些受阿费莎资助的设计得相对较好的研究，得出了一些振奋人心的、有利于感冒福星的结果，但还需更多研究方可确认。一项于 2005 年发表于《加拿大医学协会期刊》（*Canadian Medical Association Journal*）的研究中，研究员招募了 323 名健康的成年人，入选者在去年的感冒季中至少要得过两次以上的感冒。半组人每天服用含 400 毫克感冒福星的胶囊，另外半组则服用安慰剂。4 个月的时间里，服用感冒福星的被试平均每人得了 0.68 次感冒，而服用安慰剂的被试则平均每人得 0.93 次感冒——感冒次数减少了 0.25 次。此外，服用感冒福星的那组所经历的感冒也更轻微些。根据这些数据，你要是连续 4 年每年连续服用这种胶囊 4 个月，那么平均下来能少得一次感冒。按照推荐用量（每天 2 粒胶囊，或者说 400 毫克），连续服用 4 个月的花费约为 80 美元，所以有人要问：花 320 美元来避免一次感冒，值吗？

如果据此下结论说感冒福星能减少感冒频率或时长，大多数专家都认为这还为时过早。 然而，的确有证据证明它有一定疗效。目前尚没有涉及儿童的研究，所以专家不建议给 12 周岁以下的儿童使用。

紫锥菊

就受欢迎程度而言，紫锥菊仍是感冒患者的草药疗方之王。这种植物的叶、根和其他部分被制成胶囊、果汁、酊剂和茶叶来贩售。关于这种草药的研究比比皆是，而近来最为可靠、开展得最好的研究，却削弱了其抗击感冒的名声。尽管有些研究表明有一个品种的紫锥菊（紫松果菊）的叶和花对于减轻感冒症状有些许疗效，但近来设计得更好的实验发现这种草药对于缩短感冒时长或舒缓症状基本没什么效果。据最新的综述所言，经常服用紫锥菊既不能让你免得感冒，也不能减轻感冒的严重程度或缩短感冒时长。

归根到底，专家说，还是省省你的钱吧。"有强有力的证据表明它并无效果。"小杰克·格沃特尼说。但如果你决定购买紫锥菊，那就当个明智的消费者，要确保你的产品的确含有这一味草药，而且要挑选由紫松果菊这一品种制成的膳食补充剂。取决于品种、采用的部位和生产工艺的不同，紫锥花制剂的质量良莠不齐。草药产品不受美国食品药品监督管理局的监管，所以它们的成分是不确定的。比方说，最近一项针对 59 种紫锥花产品的分析表明，大约有一半不含任何草药成分（注：紫锥花可能会引起轻微的不良反应，包括胃部不适、皮疹及尿量增多。以下几类人应避免使用：对植物过敏或有哮喘病者；有类风湿关节炎、多发性硬化等免疫相关疾病者；孕妇或乳母；年幼儿童）。

紧急维生素 C（Emergen-C）

莱纳斯·鲍林一定会喜欢这种粉状混合饮料的，每份饮品中含 1000 毫克维生素 C。这位著名的化学家兼诺贝尔奖得主还为维生素 C 起誓。在他 1970 年出版的《维生素 C 和感冒》一书中，他认为服用大剂量的维生素 C 不仅能预防感冒，还能减轻症状。不幸的是，之后一项又一项的研究否定了他的说法。服用维生素 C 并不能减轻症状（它有一个温和的干爽鼻腔分泌物的效果，但小杰克·格沃特尼称，抗组胺药的效果更好。请参阅下文的维生素 C 部分）。

锻炼身体

锻炼身体能加速机体摆脱感冒这一理论几乎没什么可信度。如果你已经感冒了，那么锻炼身体并不能减轻症状或缩短感冒时长，但也不会加重症状或延长感冒时长。有一些流行病学的证据显示，经常锻炼的人比起久坐不动的人得感冒的次数更少。

多补充水分

这个建议我们已经听得烦死了。但事实是，你其实没法靠大量饮水来把感冒从你的身体里冲走。而且也没有任何设对照组的临床试验显示，感冒期间保持均衡的水分摄入有什么益处。不过，摄入正常剂量的水、果汁、肉汤及其他爽口的流体有助于疏通鼻塞，而且绝对能预防脱水。不久前，《英国医学杂志》（*British Medical Journal*）针对得感冒和流感时过度饮水的风险大做文章。虽然说液体摄入过量在理论上是有一点小风险，但实际上我们大多数人都不必为此担心。

大蒜（Allium sativum）

大蒜用于预防和治疗感冒已有几个世纪之久。最近，它又因抗菌和抗病毒效用而备受推崇。然而，专家称，关于其对感冒助益的证据还很稀缺。一篇 2009 年的重要文献综述回顾了关于大蒜的随机对照试验，这些研究设置了安慰剂对照组以评估大蒜的效果，综述发现这些研究中只有一项含 146 名被试的试验设计得较好。该试验中，半组人连续 3 个月每天服用一粒大蒜膳食补充剂（含 180 毫克大蒜提取物）；另外半组则服用安慰剂。该试验报告称，安慰剂组中得感冒的有 65 例，而大蒜组仅有 24 例。这一结果看起来前景喜人，但他们判定感冒例数的标准是通过被试的自我报告，而非感冒病毒的检测，这是个重大缺陷。该综述的作者做的结论是，还需更多研究来支持大蒜在预防感冒方面的价值。

人参

这种草药被用于促进身体健康和强健体力已有几千年，但直到最近，科学界才开始研究其对感冒的效用。到目前为止，证明人参对感冒有效果的证据微乎其微。有研究指出，北美人参对部分免疫系统有影响，但这与感冒感染有何关联还尚不清楚（请参阅感冒福星部分）（注：人参的不良反应极少。然而，它是一种抗凝血剂，所以建议服用血液稀释剂的人在试用

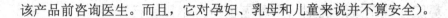

该产品前咨询医生。而且，它对孕妇、乳母和儿童来说并不算安全）。

蜂蜜

用温水或茶冲泡蜂蜜与柠檬是个常见的舒缓喉咙痛的药方。最近一项研究表明，要是把蜂蜜用作镇咳剂，那它的效果可能跟右美沙芬不相上下。右美沙芬是非处方止咳药中的成分，但这说明不了什么。给一组 2 周岁以上的儿童睡前喂食 2 茶匙的蜂蜜后，似乎能减少夜间咳嗽和促进睡眠。但这项研究并不算是很好的双盲试验，所以安慰剂效应可能起到了一定作用。（注：请勿给 1 周岁以下的儿童喂食蜂蜜，因为蜂蜜有导致婴儿肉毒中毒的风险，这是一种严重的食物中毒）。

热饮

流鼻涕、喉咙痛的时候，谁不渴望一杯甘甜的热茶呢？2007 年，威尔士大学、加的夫学院感冒研究中心进行的一项小规模的研究，试图明确热饮，尤其是一马克杯的水果甜汁热饮是否真有良好效果。甜苹果汁和黑莓汁似乎的确能让人感觉更好，但这只是受试者的主观臆断，甜果汁并没有改善他们的呼吸。即便有改善，也可能是安慰剂效应的结果。话虽如此，但如果一杯热饮让你感觉更好的话，那就来一杯吧。

加湿空气

凉爽或温暖的雾气被用于缓解感冒症状已有几十年了，此法所依据的理论是空气干燥会使黏膜脱水，加重鼻塞或喉咙沙哑症状，因此加湿空气能缓解你的不适。不过，临床试验表明，其功效微乎其微。如果你无论如何还是决定用空气加湿器的话，那就尽量给儿童使用冷雾型加湿器，因为烫水或蒸汽喷雾可能会导致烧伤。而且冷雾型的也更实惠些。不管你用哪种加湿器，请保证每日换水，并按照生产商的使用说明保证其清洁，防止细菌和真菌滋生。

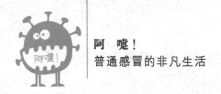

鼻腔冲洗剂或灌洗剂（用鼻壶也行，不用也行）

很久以来，用一汪盐水来清洁鼻子都是备受青睐的缓解感冒症状的药方。它虽不能改变感冒的征程，但多少给人一些安慰。一项 2008 年的研究发现，比起使用日常咳嗽药和感冒药的儿童，那些连续 3 个月每天用大西洋海水置备的生理盐水冲洗鼻腔 3 次的儿童，感冒症状要轻。美国密歇根大学的研究员发现，冲洗鼻腔比使用盐水喷剂更能抑制由感冒引起的鼻窦并发症。用球状针管和水槽即可清洗你的鼻腔。往水槽里倒 2 杯温水，加 1/4 茶匙的盐，将盐水灌满针管后，弯腰靠向水槽（头不要后仰），然后把针管内的水喷入鼻孔中。待溶液流干后，再换另一个鼻孔重复操作。另外一种方法是用鼻壶，它是一种特制的用于冲洗鼻腔的工具，大多数药店和健康食品商店都有售。请按说明书使用。

益生菌

在最近的新闻报道中，益生菌在肠道健康和整体免疫功能中，作为活的、能以膳食补充剂的方式服用的有益微生物（有时也存在于酸奶和味噌这样的食物中）而起作用。一项由芬兰 18 家日间护理中心的 600 名儿童参与的研究发现，每日服用益生菌的儿童比服用安慰剂的儿童得呼吸道感染的次数要少 17%。一项 2005 年的试验表明，每日用益生菌理疗的人感冒的发病次数并未减少，但跟服用安慰剂的人比，症状有所减轻。然而，这种理疗除益生菌外还包括维生素和矿物质。好细菌能抵御坏细菌这个主意我很喜欢，但这方面的研究还太少。我们最好等到证据更充分时，再破费买这种声称能抗击感冒的微生物。

生理盐水喷鼻剂

有些专家建议用生理盐水喷鼻剂来缓解轻微的鼻塞和流涕。此法很安全，甚至对儿童也适用，而且它的优势还在于不会像某些药用鼻喷剂一样

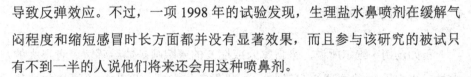

导致反弹效应。不过，一项 1998 年的试验发现，生理盐水鼻喷剂在缓解气闷程度和缩短感冒时长方面都并没有显著效果，而且参与该研究的被试只有不到一半的人说他们将来还会用这种喷鼻剂。

盐水漱口

这是种古老的药方，将 1/2 茶匙的盐溶解于一杯 250 毫升左右的温水中，用其漱口能暂时缓解喉咙痛。原理可能是盐水可减少肿胀感或清洁黏膜，因为盐水能带走可增加疼痛受体敏感性的炎症介质。

熏蒸

湿毛巾令人窒息的热度，满脸通红，呼吸困难——这就是记忆中儿时感冒时我接受的疗法。吸入湿热蒸汽来缓解感冒所引起的鼻塞有着悠久的传统，我们全家都笃信遵循此法。但对我而言，这方法简直比感冒还糟糕。理论上，湿热蒸汽有助于排出黏稠的黏液。可是，一项 2006 年的文献综述发现了不尽相同的混合证据。有些试验中，蒸汽似乎能缓解症状，可其他试验却没有效果。对成人而言，令人窒息的熏蒸并没有害处，只要不烫伤自己就好。

暴食还是节食

没什么证据支持饮食能影响感冒进程这一古训，认为完全不进食能缩短感冒时长或减轻症状就更没谱了。不久前，荷兰科学家指出，吃饭能提升伽马细胞干扰素（γ-interferon）这一机体分泌的天然抗病毒物质的水平，但这项试验规模很小，而且结果也没有被重复印证。但是，我们的确知道良好的营养是正常的免疫应答所必不可少的。不管进食能否调动抗病毒活性，它都能给人带来安慰，这点好处可不容小觑。请看看后文专家提供的既美味又能安抚感冒的食谱吧。

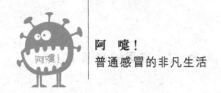

温柔呵护或同理心

正如汤姆·鲍尔所说，来自家人或朋友的寒暄呵护能给感冒患者很大的力量，来自医生的同理心也是如此。科学家们发现，医生的关照和同情能将感冒减短一整天——且没有任何不良反应。

维克斯达姆膏（Vicks VapoRub）

这是不同文化背景下的许多妈妈们用来给孩子舒缓鼻塞所用的樟脑擦剂的商业版。维克斯达姆膏已不再自称为减充血剂了，因为没有证据说明其能有效对抗鼻塞。不过，它的芳香成分，特别是薄荷脑，也许能给鼻腔制造出凉爽的感觉，而这能让闭塞的鼻子感觉更通畅。一般而言，若按照说明书使用，那它是安全的，但基本没什么医学价值；而对儿童来说，它也许有危险。2009 年，一项报告指出，将樟脑擦剂涂于婴幼儿鼻子下方后，会导致气道发炎，造成严重的呼吸压迫。

用醋漱口

我有一些朋友是大学教授，他们通常十分清醒，对事物持怀疑论调，但却肯为这个古老的民俗疗法打包票。他们一旦感到喉咙的第一阵刺痒感，会立马放下手头的事，用醋来漱口。他们声称正因为如此，感冒从来没变成现实过。由于他们坚定不移的信念，我认真搜索文献以期找到佐证或可能的机制。我只能说，几乎没有任何临床证据。我只发现醋的 pH 很低——约为 2.4，可以说酸性很强。罗恩·特纳说，实验室研究已发现鼻病毒可在低 pH 下被灭活，但这是否能应用到人身上就有待商榷了。"按我们身体的设计构造，体内任何东西在任何时候都不会处于低 pH 状态，因为机体会迅速分泌蛋白质来中和 pH，"特纳解释说，"不管在什么情况下，漱口水都不能抵达鼻病毒感染的发源地——腺样体。因为我们漱口时，软腭会关上这一区域。"（不然的话，漱口会把你呛死的。）因此，特纳说："你朋友们漱口漱得到的区域，恰恰是够不着鼻病毒的。我要不要冒着毁掉他们安慰剂效应的风险告诉他们这一点呢？

维生素 C（又叫抗坏血酸）

没有一个家庭疗方像维生素 C 这样被如此深入地研究。可研究结果表明，它对于预防和治疗感冒的功效，却是令人失望的，C 简直要降格为 D 了。经常服用维生素 C 对于抵御感冒几乎没有任何作用，除非你对此深信不疑（如此一来，安慰剂效应就能显灵了），或者说你是专业运动员或极端条件下的士兵。2004 年，科克伦协会（Cochrane Collaboration）审视了所有合理的证据——有 30 项研究，涉及 11 000 多名被试——他们的结论是：长期服用维生素 C 并不能帮助大众抵御感冒。它也许能缩减感冒时长或减轻症状，但效果极其有限。小杰克·格沃特尼说，这很可能是因为维生素 C 的抗胆碱活性能干燥鼻分泌物，但他认为抗组胺药在这方面药效要好得多。

对于生活在极端条件下的人，如士兵、滑雪者和马拉松选手这样从事耐力运动或暴露于极其严寒环境中的人来说，维生素 C 也许有所助益。研究表明，对于这些"极端人员"，一天咽下 200 毫克的维生素 C 能将感冒发病率减半。

大多数专家认为，一旦你得了感冒，那么每日服用维生素 C 就不能预防感冒或减轻症状了，但它也许能将感冒时长缩短一点——成人缩减约 10%，儿童约 15%（注：正常剂量的维生素 C——每日 100 毫克——是很容易从富含果蔬的膳食中获取的，这个剂量对健康人来说一般是安全的。超大剂量则可能导致腹泻）。

维生素 D

从骨骼健康到癌症预防，维生素 D 被大家寄予了厚望。最近，它成了可复原体内免疫反应、减少感冒发病率和症状严重程度的炙手可热的营养

素。2009 年，一项研究查看了近 19 000 名男女体内的维生素 D 水平、营养习惯和呼吸道感染发病率，研究表明维生素 D 水平较低的人（10 纳克每毫升）比起那些较高的人（30 纳克每毫升）近期刚得过感冒的概率要高 40%（患哮喘或慢性阻塞性肺部疾患的患者风险尤其高：低水平的维生素 D 使他们被感染的概率比没有患肺部疾病的人高出好几倍）。然而，这样的流行病学研究不一定能表明因果关系。为了明确维生素 D 是否能预防感冒，科学家需要做随机分配的有安慰剂对照的试验。也就是说，他们要在一段时期内给一组服用维生素 D，给另一组服用安慰剂，然后看哪组人更容易得感冒。

不过，检查你体内的维生素 D 水平是个不错的主意，如果它处在低位的话，那就跟你的医生谈谈该如何借助膳食补充剂来提升它。我们通常从膳食和晒太阳中获取维生素 D。膳食维生素 D 来源包括含脂肪的鱼类，如鲑鱼、金枪鱼和鲭鱼，还有一小部分来自蛋黄和奶酪。但单靠膳食几乎无法获取足量的维生素 D，而靠晒太阳来保持其最佳水平也并不容易，尤其是如果你住在高纬度地区的话。目前，美国有 1/3 以上的成人血液中的维生素 D 含量都低于最佳水平。如果你的血维生素 D 水平偏低或处在边缘态的话，专家建议服用维生素 D 膳食补充剂，每日服用量为 1000 国际单位。

锌堪 (Zicam)

它是一种含微量锌的顺势疗法药方，其制造商玛奇斯创新公司将其吹捧为"是为缩短感冒而特别调配的，不但让你感觉上好转，而且让你真正、更快地好转"。目前还几乎没有证据来支持这样的标语（详见下文锌主题），而且现在有些锌堪产品可能有一定风险。2009 年，美国食品药品监督管理局建议公众停用锌堪牌鼻凝胶和鼻药签，因为它们跟嗅觉丧失有一定关联。弗吉尼亚大学的感冒研究员罗恩·特纳说："我能想象自己用这种产品吗？不可能。去用一些本身没多大好处，且反倒会让我失去嗅觉的东西根本就不值得。"

锌

过去 20 多年来，锌用于感冒治疗（主要是以润喉糖和鼻喷雾的形式）已变得越来越普及。它是体内不可或缺的一种矿物质，人体生长、伤口愈合和免疫功能都需要它。在实验室里，它已被证明能阻止鼻病毒的生长，但浓度要高到几乎有毒才有效；在人类志愿者身上，它并没有表现出抗鼻病毒感染的活性。关于锌对感冒影响的临床试验遍布世界各地，这很大程度上是因为许多研究都有缺陷。2007 年，一项来自斯坦福大学的文献综述回顾了过去 20 年间做的 105 项临床试验，发现只有 14 项实验设计良好，并设有对照组。质量最好的试验表明，锌对感冒进程没有影响。在那些锌显示出一定效果的试验中，在症状出现后 48 小时内以含锌鼻喷雾的方式使用锌效果最好。不过，美国食品药品监督管理局不建议把喷雾或凝胶直接用于鼻腔，因为这可能会永久性地损伤嗅觉。更常见的不良反应包括苦口和恶心。

试试这些新玩意儿

感冒保健和预防产品指南
——给那些渴望舒适、追求时尚或热爱高科技的病菌恐惧症患者

缓解红鼻子和鼻擦伤的药膏

我发现在舒缓红鼻子和鼻擦伤方面，没有什么比一点佛蒙特州原产的羊毛脂保湿软膏（Vermont's Original Bag Balm）更有效了。它创始于 100 多年前，最初用于软化奶牛乳房，袋装药膏含矿物油和羊毛脂，还可以作方便的两用油膏，用于哺乳所致的乳头酸痛或长时间骑自行车导致的屁股擦伤。它最早的包装是一个带红色三叶草和奶牛头的小绿罐子（8 美元一罐，药店、五金商店、饲养饲料店、宠物店和马具店都有售）。

缓解喉咙痛

大多数专家认为所谓的缓和剂（demulcent，从拉丁语 demulcere 衍生而来，意为"抚慰"或"爱抚"）有助于减轻喉咙疼痛，或缓解由黏膜发炎刺激所致的喉咙沙哑。我最喜欢的两种缓和剂是利口乐（Ricola）草本止咳滴露（约含 24 勺，2 美元，大多数药店均有售）和非常昂贵的黑加伦味格雷瑟软糖（Grether's Pastilles）（它产于瑞士，由古老的英式配方调制。120 毫升合 12 美元）。

给你双袜子

这跟那个荒唐可笑的感冒湿袜疗法毫不相干，那种"水疗"技术要求人穿着冰冷潮湿的袜子睡觉以舒缓夜间鼻塞，而这里说的袜子是一双完美舒适的袜子——布鲁克斯东公司（Brookstone）的绒毛旅游袜（nap travel socks），它由"超豪华的软绒毛材料"制成，能让你受冻时保持脚趾温暖，促进睡眠，使身体康复。（可在官网 www.brookstone.com 花 10 美元购得。）

如果你没法战胜鼻病毒，那至少要比它们更流行

系上夺人眼球的鼻病毒花样的领带或领结吧（"蝴蝶结、手工结、致命领带！"）。引人注目的鼻病毒花式领带现有黑色、紫色、深紫红色和棕褐色款，由 100% 丝绸材质制成。领带由感染觉悟公司（Infectious Awareables）制造，号称为"迅速崛起的、普及大众意识的非耐药性毒株中介"。这家公司的广告称销售额的一部分将被捐给传染病研究或教育机构。《人物杂志》（*People Magazine*）说："这种领带简直像猪流感一样流行。"（可在 www.iawareables.com 花 39.95 美元购得。）

时髦"搌鼻"(Sniff)

这种针对时尚人士设计的餐巾纸上面印着蒙娜丽莎、豹纹、斑马纹、

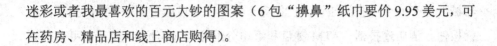

迷彩或者我最喜欢的百元大钞的图案（6 包 "擤鼻" 纸巾要价 9.95 美元，可在药房、精品店和线上商店购得）。

舀上一勺洗手液

要想击垮感冒病毒，没什么招数比用肥皂和水彻底清洁双手更管用的了（用普通肥皂即可；抗菌皂在杀菌方面效果不见得更好）。如果你没法洗手，那么用半茶匙左右普瑞或洁迈澌（Germ-X）这样含酒精成分的洁手消毒液也是不错的第二选择。消毒液能否有效灭活病毒尚没有足够多的数据支持，但它的确能令你的双手不那么适宜病毒寄居。请谨慎选择：美国疾病预防与控制中心建议使用酒精含量至少达 60% 的产品，酒精浓度越高越好（药店、便利店和其他店铺均有销售；250 毫升合 2 ～ 8 美元）。

消毒餐巾纸

由舒洁公司生产的抗病毒餐巾纸声称能在接触后 15 分钟内 "杀灭" 99.9% 最常见的感冒病毒。这对于已经得了感冒的人来说就没多大用处了。但理论上来说，它有助于防止因一些人随意抛掷用过的纸巾而造成的病毒传播（一包 120 张合 2 美元；药店、便利店有售）。

旅行筷

顾虑二手筷子的亚洲旅行者，可以使用个人筷套装，它轻便、卫生、易清洗。套装里面含两双可折叠筷子，一双用来吃寿司，另一双用来吃中国宴席上的菜肴，如炒牛肉（www.tripstixx.com 有售，要价约 15 美元）。

便携小挂钩

如果你是一直渴望把乳胶手套当作第二层肌肤的人，这种抗菌小挂钩就是为你量身定制的。按宣传所说，它是赤手的一种可行替代品，这个小

器械上面有一个可收放挂钩，使你免于接触公共设施表面——如门把手、电梯按钮、酒店遥控器、ATM 键盘和纸巾分配器等（售价 11 美元，可在药店或 www.handlerusa.com 购得）。

灭菌魔杖（Germ Slayer）

又名摧毁 H1N1 病毒的紫外线魔杖，由悍马彻·施莱默公司（Hammacher Schlemmer）生产。对其宣传语最好还是持怀疑态度。用 C 段紫外光（"跟可信赖的医学消毒器具使用的是同一种"），这种手持魔杖据称能在 20 秒钟内剿灭 99.9% 的细菌、病毒和真菌。握住这个器具，将其悬于离砧板、键盘、电话、婴儿玩具、婴儿床、婴儿车等物体表面 7～8 厘米以上，它理应能快速切断引起流感和感冒的微生物的 DNA 结构（可在 www.hammacher.com 以 70 美元购得）。

更便宜的选择是口袋净化器（Pocket Purifier），它的零售价约为 20 美元。但在这儿要郑重提醒一下各位。"毫无疑问，紫外线能杀灭细菌，"哈利·罗特伯特说，"紫外灯对于消灭科学家们操作过的含致命鼠疫菌株的物体表面是一门了不起的科技。但病菌暴露于紫外光下的时间必须足够长，其 DNA 才能被破坏。"换句话说，快速杀灭病菌是不太可能的。

病菌卫士（Germ Guardian）幼儿护理消毒器

适合给玩具、橡胶奶嘴、奶瓶和及其他婴儿用品消毒。消毒器采用高温而非化学物质来杀灭一些感冒病毒和其他病菌。然而，许多消费者抱怨说消毒器腔室太小了，不够实用（可花 70 美元在百货公司或 www.guardiantechnologies.com 购得）。

亨利之手（Henry the Hand）健康面罩

这种干净的塑料脸罩是亨利之手基金会和亨利之手洗手倡议组织（一家致力于提升公众在双手如何导致疾病传播方面意识的非营利组织）共同

的思想结晶。面罩采用"屏障"保护法，能防止佩戴者的双手接触到眼睛、鼻子或嘴，但不管怎么说它戴起来有点麻烦（每个面罩售价 2 美元，可在 www.henrythehand.com 购得）。

柯伶俐（Kleanly）键盘

有两种装置。一种是维特键（WETKEY）可冲洗无线键盘，它是一次成形的硅件，可拆除，并可用肥皂和清水冲洗，消除病菌（可在 www.wetkeys.com 花 60 美元购得）。

另一种威尔佳（Vioguard）则正在研发第一代可自我清洁的电脑键盘，它采用杀菌的 C 段紫外线光来杀灭细菌和病毒。这种产品专为医用而设计，但它也能在那些被键盘污染所困扰的人中寻觅更广大的市场（售价 499 ～ 599 美元，可在 www.vioguard.com 购得）。

手机专用卫生湿巾

2009 年，苏格兰微生物学家发表的一项研究表明，手机表面每平方英寸所携带的病菌数多过任何其他表面——不管是门把手、坐便器垫子，还是鞋底。有一家公司抓住这个机会大肆推广可灵牌擦手机专用湿巾（Cleen Cell Wet Wipes），该湿巾富含能杀灭细菌的消毒液，同时不会损伤屏幕及其他电子配件（每 24 片湿巾售价约为 14 美金，可在 www.cleencell.com 购得）。

真正的疗法：食谱和阅读

"我很享受疗养。它让生病变得值得。"

——乔治·萧伯纳

尽管预防和治疗感冒的科学发展就像军乐团一样——时进、时退、时而裹足不前。以下则是目前为止仅有的真正的感冒疗法：时间，还有饮食与阅读之欣愉。

那句古老的格言"喂饱感冒，饿死发热"可能并没根据，但在我的书中，

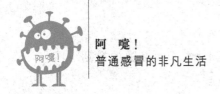
无论你是否生病，关于饮食我都有很多想说的。我小时候得感冒时，我的父亲偶尔会用他母亲的配方为我做鸡汤，鸡汤汤汁醇厚，由大蒜、一点洋葱粒和欧洲萝卜调配而成。我会向学校请假留在家里，蜷缩在床边，喝奶奶的鸡汤，读《纳尼亚传奇》系列[1]或奥格登·纳什的诗。难怪我会抓住每个机会假装生病。

推荐几样抚慰身心的食物

热棕榈酒，亦真亦假

流行思潮认为热饮有助于感冒康复，甚至上升到连喝热棕榈酒也有用的地步，据说这习俗是从印度传到大不列颠的。

2 汤匙蜂蜜

1.5 汤匙新鲜压榨的柠檬汁

1 杯水，需经烧水器或微波炉煮沸

可选方案：煮水前加几片去皮的新鲜生姜片

将蜂蜜和柠檬汁加入马克杯中混合，加水并搅拌均匀。要想制作真正的热棕榈酒，还需加 1 盎司（2 汤匙）上好的波旁酒、白兰地或威士忌。

躺在沙发上喝老式冷饮

这儿有一份由密西西比州牛津市广场书局（Square Books）的老板理查德·豪沃思（Richard Howorth）推荐的针对感冒的冷饮。"老式冷饮最好的一点很可能就是，如果你得了感冒，但尚且喝得下饮料，那么也许你已经在康复了，"理查德说，"这是我老婆莉莎感冒时最希望我给她做的饮料，而且我俩只在感冒时才会喝这种饮料。喝一杯老式冷饮的疗效就在于让患者对他正在做的事感觉更好些，比如说躺在沙发上、阅读、看无聊的电视节

---

①《纳尼亚传奇》系列共有七部书，是英国文豪C. S. 刘易斯（C.S. Lewis）最负盛名的科幻小说系列。——译者注

目或干脆睡大觉。"

一个大大的杯子，这样才装得下多种水果

1.5 盎司波旁酒（任何牌子的都行，因为它无论如何都会受到其他成分的影响，而且不管怎么说，感冒患者的味蕾已经麻痹了。加多加少，就看你的喜好了）

苏打汽水

苦杏仁（我相信这是我们唯一在家里使用它的场合）

1 小茶匙的糖

冰块（如果按酒保的标准，最好是碎冰，但这并不是必须的）

柑橘类水果（几瓣葡萄柚、几瓣橙子或半个克莱门氏小柑橘——你也可以按比例缩减这些配料的用量）

酒浸樱桃（我们在冰箱里放上一小罐，同样这也是唯一用着它的场合）

将波旁酒倒入杯中，加一点苏打水、少量苦杏仁和糖，用勺子搅拌，直至糖溶解。再加入冰块。随后切开柑橘并去皮，加入丰富的水果切片。再加入一些苏打水。继续搅拌，让水果沉入杯底，并待其冷却。如果你想发挥想象力的话，那就再加点柠檬。在杯口放上一枚樱桃（必须的）。按你的喜好一边喝一边吃水果（用手抓），但因为这种饮料很甜，所以樱桃最好留在最后吃。你马上就会觉得好多了。（注意事项：虽然一杯热棕榈酒或老式冷饮能带走感冒的刺痛，但饮用过量酒精可导致脱水，使症状延续更久。）

香蕉布丁

这是美国南部的经典配方，它没受香草威化和奶油的"腐化"，不过你要是喜欢，可在最后补加。

1 杯糖

1/4 杯玉米淀粉或半杯面粉

1/4 茶匙的盐

4个蛋黄

2杯全脂牛奶

1汤匙无盐黄油，切成片

1茶匙香草精

一些熟透的香蕉，去皮，切片

将糖、玉米淀粉或面粉还有盐在碗里混合均匀。用一个小碗把蛋黄打均匀，再将其倒入大锅里，中火加热。在蛋黄里交替添加糖面混合物与牛奶，并不断搅拌。当混合物开始起泡时，将火调小，并继续搅拌至混合物开始变稠，持续一两分钟。加入黄油和香草，并继续搅拌，以防烧焦。当混合物变得像布丁时，停止加热。用保鲜膜包住布丁表面，以防止形成硬皮。冷冻至少几个小时。食用前再次搅拌，然后混入切了片的香蕉即可。

酪乳饼干

这种饼干非常可口，外皮酥脆，夹心松软多孔，搭配草莓果酱或蜂蜜一起吃最棒了。

2杯面粉

半茶匙小苏打

2茶匙发酵粉

3/4茶匙盐

半茶匙糖

半杯（或1条）无盐黄油，切成片（还有2汤匙用来刷饼干）

1杯酪乳

将烤箱预热到190℃。将所有干配料放在碗里混合，不断加入切好的黄油，直至混合物类似粗糙的面包屑为止（也可以借助食物处理器来做：将混合物的一半连同黄油加入处理器中，不断搅拌直至最大的颗粒不超过豌豆大小；然后将混合物加入剩下的那一半面粉混合物中，并用手指和匀）。混入足量的酪乳，这样混合物就能黏在一起，同时面团又不会黏住碗沿。这面团会很黏。把面团放在铺有一薄层面粉的表面，拍打之，使其厚度为 2.5 厘米左右。用大而圆的饼干切割器将其切开，再把它们摆成一排放在羊皮纸上。烘烤至金黄色，约需 18 分钟。最后将其置于金属支架上冷却几分钟即可。

为感冒患者特制的鸡汤

因为鸡汤的功效备受推崇，所以我提供两份鸡汤食谱，一份来自于斯蒂芬·雷纳德博士的妻子芭芭拉，她做了第一个关于鸡汤对于感冒潜在医学功效的研究；另一份来自食谱作家和《奢华餐桌》（*The Splendid Table*）的主持人林恩·罗塞托·卡斯帕（Lynne Rosseto Kasper）。

奶奶的鸡汤食谱——芭芭拉·雷纳德

10 年前，斯蒂芬·雷纳德是内布拉斯加州立大学医疗中心的医学教授，他发表了表明鸡汤可能有一定抗炎症疗效的第一项研究。他对鸡汤疗效的好奇心缘于他妻子的信念，她说她立陶宛的祖母做的鸡汤能有效治疗她家人的感冒。以下是食谱：

5 ～ 6 磅①炖母鸡或烤鸡肉

2 ～ 4 磅包装的鸡翅

3 个大洋葱

1 个大甘薯

3 个欧洲萝卜

2 个白萝卜

11 ～ 12 个大胡萝卜

5 ～ 6 根芹菜梗

1 把香菜

---

① 磅，质量单位，1 磅约合 454 克。——译者注

适量盐和胡椒

把鸡洗净，装入大锅，加冷水至没过鸡肉为止，并将水烧开。蔬菜削皮。加入鸡翅、洋葱、甘薯、欧洲萝卜、白萝卜及胡萝卜。煮上一个半小时。将浮在汤面上不断堆积的油脂除去，再加入芹菜和香菜，将这一混合物继续煮 45 分钟左右。把鸡取出，并不再作为熬汤用（鸡肉可用来做很棒的鸡干酪）。把蔬菜放到食物处理器中，直至它们被切成碎末，或将其放入过滤器中。酌量加入盐和胡椒调味（注：此汤极易结冻）。

母亲的肉汤食谱——林恩·罗塞托·卡斯帕

[出自《意大利特色菜肴：意大利农场厨房的私房菜》①，作者为林恩·罗塞托·卡斯帕，斯克里布纳出版社（Scribner）1999 年出版]

厨师林恩·罗塞托·卡斯帕是我心目中的英雄之一，她写了三本精美的食谱，同时也主持一个关于食物和烹饪的公共广播节目《奢华餐桌》。每当我想要吃奢华美味的食物时，我就会找出她的菜谱书，《奢华餐桌之如何享用晚餐》。当问及她安慰病患时最爱的食谱时，她给我发了母亲的肉汤这一食谱（还包括一个专为儿童量身定制的"理疗"食谱），并附带了以下说明：

母亲的肉汤这个名字是我起的。多年来，我一直在从意大利朋友那里打探收集熬汤秘诀，但直到我妈妈动了大手术后，我才开始将这些建议整合起来。我妈妈是意大利人，喜好美食。所以当她对所有食物都失去胃口后，我们开始担心，医生也一样。医生说，她必须要吃东西，这个指令严肃得简直可以把意大利士兵送到战场。"熬汤"，这是我唯一能想到的了。于是我就把我学过的所有原汤熬制法都过了一遍。我只用有机原料。我用文火将肉汤炖制很长一段时间，以炖出每一种营养元素，并加入西红柿和大蒜头来调味，以此代替我妈妈不能再吃的盐。我炖了一大桶，被我妈喝得精光。她的手术是 6 年前做的，现在她 89 岁，时不时就搞晚餐派对。我们依旧炖汤。

---

① 书的英文名为 *The Italian Country Table: Home Cooking from Italy's Farmhouse Kitchens*。——译者注

照以往的记录，还用得着探索其他食谱吗？

整瓣的蒜头，多汁的西红柿，还有通宵慢火熬制，赋予了这种鸡汤无与伦比的香浓和醇厚之口感。来自伊莫拉市圣多明尼哥餐馆（Ristorante San Domenico）的瓦伦蒂诺·马加提里（Valentino Marcattili）是第一个教我用火鸡翅而非意大利更传统的阉鸡来烹制肉汤的人。由于鸡翅既非红肉也非白肉，而是介于两者之间，所以用它熬制的肉汤口感浓郁却又温和。往锅里加几个西红柿是个给汤汁增稠的古老的意大利小窍门。大蒜能让口感更浓烈、更丰富，但并不会留下明显的大蒜味。长时间熬煮能将原料中的每一种味道和营养成分都萃取出来，这是为无数乡村厨师所称颂的不二烹饪法。

这种鸡汤，可以用来煮你从最爱的面食店买的上好意大利通心粉。它也可以搭配你的私房意大利通心粉。它还可以在你女儿婚宴或你自己的生日时做。这种鸡汤甚至还能用来诱使犹豫不决的恋人作出承诺。

而且，它还能在冷柜里保存数月之久，实际上能长达半年。

厨师必备：如果可能的话，选用有机蔬菜和未用有机饲料喂养且饲养期间不使用抗生素和药品的家禽。将一部分肉汤冷冻在冰格盘里（当汤汁冻结后，将其倒出并放入塑料袋中）。每个方块约为 2 汤匙鸡汤。将剩余的鸡汤置于不同型号的容器中，最多能保存 6 个月。

以下原料够做 7 夸脱[①]的鸡汤。

5 磅火鸡翅或 5 磅整鸡（尽可能选购不含激素和抗生素的鸡肉）

约 6 夸脱冷水

2 个大洋葱（1.5 磅），削去根部，切成大块（不要去皮）

2 个中等大小的胡萝卜，切成大块

1 大根带叶芹菜，切成大块

4 瓣大蒜头，削去根端，并将其水平切成两半

2 整瓣大蒜

---

① 夸脱为美国液体体积单位，1 夸脱约合 0.95 升。——译者注

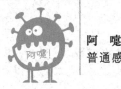

1 片月桂叶，揉碎

6 听经脱水处理的西红柿罐头

切好火鸡或鸡翅，用菜刀把骨头斩成 2 ～ 3 段。将其放入容量为 8 ～ 10 夸脱的汤锅中。加入足量冷水，使水面离锅底 3 英寸①左右。文火慢炖，撇清所有泡沫。加入剩余的原料，盖上锅盖并留出部分开口，待汤汁缓慢起泡。文火煨上 12 ～ 14 小时，时不时搅拌一下，并滤除肥膘。不要让汤汁剧烈沸腾，使其保持缓慢起泡。如果汤汁水位低于固体原料的高度，那就加入沸水；将水位一直保持在 3 英寸高左右。

用细筛过滤汤汁。若想获得更清澈的汤汁，那过滤时就不要倾倒，而是一勺一勺地舀，并将所有沉淀物留在锅底。尽可能快地让汤汁冷却。天气冷时可以将其置于室外，或者把汤汁倒到几个小容器里，浸入含冰块的大碗中。随后将汤汁冷冻 8 小时，待其油脂凝固为止。除去凝固的油脂，将汤汁放入不同大小的容器中。

用母亲的肉汤做简单的羹

"理疗"食谱：意大利的每个孩子都懂得一小碗用私房鸡汤煮的通心粉配上磨碎的帕马森奶酪（Parmigiano-Reggiano）所带来的滋补功效。它让卧病在床几乎变得物有所值。取一块大小合你心意的鸡汤块。

火腿汤：这是一款适于派对晚宴的肉汤。将调好味的肉汤煮沸，舀入碗中，点缀上切成细条的帕尔马火腿，再加上几片欧芹叶来装点就大功告成啦。

夏天喝的草药肉汤：将肉汤用文火慢炖，依个人口味加入调料。给每份汤中加入一汤匙新鲜切碎的混合香草。再在餐桌上备好磨碎的帕马森奶酪。

开胃汤（apristomaco，又名开胃利器）：这是个古老又俏皮的词，意为

---

① 英寸为长度单位，1 英寸约合 2.54 厘米。——译者注

觉醒胃口的小捣蛋鬼。这种调味过的热肉汤会配上几片浸润过的干牛肝菌香菇薄皮，几段葱和罗勒叶。

阅读也是治疗感冒的好方法。

"感冒是怠慢不得的，应卧床休息，并读上一本好书。"

——威廉·奥斯勒爵士

什么书能在你感冒时暖你的心窝呢？以下是来自美国各地不同专家林林总总的建议。

治愈感冒的经典之作

来自康涅狄格州麦迪逊市 R.J. 茱莉娅书店的罗克珊·科迪（Roxanne Coady）推荐了安东尼·特罗洛普（Anthony Trollope）的 6 本小说，是富裕的贵族阶级、政客金雀花帕里斯尔（Plantagenet Palliser）和他的妻子格兰克拉夫人（Lady Glencora）的故事。来自科罗拉多州丹佛市的"破烂封面书屋"的瑞秋·阿莫斯（Rachael Amos）把票投给了《傲慢与偏见》："因为它读起来熟悉得就像有人讲故事给躺在床上的你听，然而你总能听出之前从未留意过的细节，这感觉太美好了。"罗伯塔·鲁宾（Roberta Rubin）是伊利诺伊州温内特卡市板栗法院书局的老板，他推荐了简·奥斯丁、查尔斯·狄更斯和伊迪丝·华顿（Edith Wharton）。《爱丽丝漫游奇境记》则是凯茜·伦格（Cathy Lenger，她也来自破烂封面书屋）之选。她说："我小时候生病时，我妈妈会让我安卧在她的双人床上，把便携式唱录机放在我身边，播放《爱丽丝漫游奇境记》的完整版录音。它把闺中养病的一天焕然变成了特别的犒赏。"

逃避现实主义

这是另一种常见的感冒文学。埃米利奥·艾斯奎伯（Emilio Esquibel）

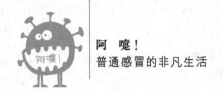

是破烂封面书屋的书商，他 12 岁时因风湿热卧病在床整整一年来恢复疗养，所以他是逃避主义文学的专家。他推荐了李查德（Lee Child）的所有作品；对男同胞，他推荐了以色列情报组织的间谍和刺客为题材的丹尼尔·席尔瓦（Daniel Silva）系列。罗克珊·科迪推荐哈伦·科本（Harlan Coben）的书。凯茜·伦格则喜爱伴她度过严重的西尼罗河病毒感染的图书系列：亚历山大·麦考尔·史密斯（Alexander McCall Smith）的"第一女子侦探社"系列。"它既轻松又吸引人，"伦格说，"他们带你远走高飞，到干燥和阳光明媚的博茨瓦纳，在那里，普莱休斯·冉蒙茨威是一位极其理智而又迷人的侦探社社长。"史密斯系列也同样是罗伯塔·鲁宾的选择，与此同时还有其他几位推理书作家，唐娜·莱昂（Donna Leon）、狄波拉·克龙比（Deborah Crombie）和罗伯特·帕克（Robert Parker），此外还有一些"不太晦涩的枕边读物"，如玛丽·安·谢弗（Mary Ann Shaffer）的《根西岛文学与土豆皮馅饼俱乐部》，斯蒂格·拉森（Stieg Larsson）的《玩火的女孩》和加思·斯坦（Garth Stein）的《我在雨中等你》。

致心情糟糕的人

开怀大笑能治愈你。凯茜·伦格推荐了《纽约客》的幽默系列作品《暴躁的睡衣》（*Fierce Pajamas*）和《躁动起来》（*Disquiet Please*）。"文集是最佳的枕边读物，"她说，"你用不着记住你在哪里，只要顺着情节走，或跟着主人公就行了。""要想看诙谐或者引人入胜的书，罗克珊·科迪推荐詹姆斯·瑟伯（James Thurber）和 E. B. 怀特（E.B.White）的《性有必要吗？》（*Is Sex Necessary*）和伊莱恩·丹迪（Elaine Dundy）的《哑弹鳄梨》（*The Dud Avocado*）。要想对疑病症患者幽上一默，波士顿市波特广场书局的苏珊娜·梵赛霍（Susannah Vazehgoo）由衷地推荐了一部旧时最爱的：杰罗姆·K. 杰罗姆（Jerome K. Jerome）的《三怪客泛舟记》，该书最初出版于 1889 年。"这本书从叙事者阅读一本医学词典开始，当他读完时，他确信自己得上了所有已知的人类疾病，"梵赛霍写道。"为了忘记他的医疗不幸并抓紧他在地球上最后所剩的时日来享受生活，他计划休假，约上了两个最好的密友（还有一条狗）在泰晤士河上划船并每晚在河岸边露营。这本书是颗小宝石，"她说，"特别幽默，既滑稽可笑，又睿智，正是那种可以将你的注意力从你的闷鼻子和鼻窦疼痛中分散开来的书！"

最后，我们将一些关于感冒的名人名言和轶事……献给我们鼻腔里面面相觑的病毒吧。

"得感冒，就好比享受君主特权。"

——查尔斯·兰姆

"预防感冒的第一戒律，就是每天都让身体承受空气之重，并以此来强健身体。

——威廉·巴肯，《家庭医药》（1769）

作家罗伯特·本奇利的抗感冒方案："不要用你的嘴或鼻子呼吸。"

"预防感冒最好的办法就是每天用水彻底洗净你的孩子，如果你的孩子抗冻，那就用冷水；如果不耐冻，那就加少许温水，并擦干皮肤。"

——莎拉·黑尔（Sarah Josepha Hale），《好管家》（*The Good Housekeeper,1839*）

"我的疗法就是一直吃，上床前吃一个热乎乎的烤洋葱。"

——乔治·华盛顿（据传言）

"喉咙发痒不适，不住地想咳嗽，这冲动有时没完没了让患者不由自主地想尽各种方法，以期得到暂时的缓解：几粒葡萄干有时可达成这一效果。"

——威廉·赫伯登（William Heberden），出自《疾病历史与诊断评论》（*Commentaries on the History and Cure of Diseases*）（1798）

"我感到非常懒散、孤单，也许是因为我得了感冒。"

——简·奥斯丁在寄给她妹妹卡桑德拉的信中写道（1808年6月15日）

奥斯丁经常在她写的信中提到感冒，她非常喜欢用严重感冒来惩罚对坏天气不管不顾的粗心女主角。在《理智与情感》里，可怜的玛丽安·达什

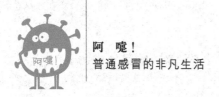
伍德在薄暮时分漫步于潮湿的草坪上，随后穿着湿漉漉的鞋袜坐在草地上，这差点要了她的命，书中写道：

"这次感冒极其严重，虽然刚开始的一两天内她还可以满不在乎，自以为没有生病，但终于病情加重，引起人人的关切，连她自己也感觉到了。各处都送来了药方，她照常全都谢绝了。虽然她昏沉沉，有点发热，四肢酸痛，咳嗽，喉咙痛，但自己觉得好好睡一夜就可以完全恢复过来；她上床时，埃莉诺好不容易才劝她试服了一两种最普通的药。"

在那个年代，大多数人能活到 60 岁就算幸运了，与简·奥斯丁同时代的托马斯·杰斐逊活到了 83 岁，而且几乎没得过感冒。他的秘密是什么？用冷水泡脚，至少他自己是这么说的。他很怕冷，在 1801 年写道："若论生理性痛苦的源头是什么，毫无疑问非寒冷莫属。它所带来的折磨要比饥饿、口渴、疾病、生命中的其他痛苦还有死亡本身还多。"虽然如此，自威廉斯堡的年轻时代到他去世为止，杰斐逊仍旧每天清晨把脚浸在一桶冰水里。"我在健康方面很走运，"他在 76 岁时说，"我这辈子平均每 8 ～ 10 年才得一次黏膜炎。我把这归功于我过去 60 年来每天早晨用冷水泡脚的习惯。"

查尔斯·兰姆是 18 世纪末至 19 世纪初的诗人、散文家和评论家，他还是一名优秀的通信者。他有一封写于 1824 年 1 月 9 日的致诗人同时也是贵格会教徒①的朋友伯纳德·巴顿（Bernard Barton）的信（我已经从信里东拼西凑了几行，用在书的正文里了），信中写道：

"亲爱的巴顿，你可知被一个难以承受的白日噩梦所降服是何滋味？——用福斯塔夫②的话来说就是'没精打采这个恶棍'啊，不愿做任何事，无意做任何人；全然的死寂与厌恶；活力已然停滞；身处何地又有何异；麻木不仁，宛若一具行尸走肉；一切都僵化了；一个彻头彻尾的僵尸；一个沉默着对发生的事件无感者；一颗昏睡的心灵？你可曾得过一场重感冒，

---

① 贵格会（Quaker）是基督教分支之一，该教会没有正式的宗教仪式和正规的教义，且强烈反对武力与战争。——译者注
② 福斯塔夫（John Falstaff）是莎士比亚历史剧《亨利四世》中的人物。——译者注

你曾对这一烂稀泥般的历程缴械投降吗？这就是我这几星期来的生活状态，也算是借口吧。我的手指在纸上婆娑着，我思忖着从这儿离这半张纸的末尾似乎有 23 弗隆①的距离。我无话可说，各种事务之间都已毫无轻重缓急可言。我比一纸拒信或一片薄煎饼还要平坦；比装着昏聩法官的脑袋的假发还要空无一物；比演员不在时的乡村剧场还无趣；我是个无名小卒，我什么都不是！只有当我偶尔抽搐着咳嗽和感受到胸腔永无止息的疼痛时，我才承认我仍是个活物。我厌倦了世界，生命厌倦了我。我的日子已经走近黄昏，我觉得蜡烛都不必费钱点了。我的蜡烛芯里住着个小偷，但我没法鼓起勇气熄灭烛芯。我吸入窒息，我连牛肉与羊肉都分不清，什么都没法引起我的兴趣。现在是 12 点钟，瑟特尔②刚刚被押解行绞刑，刽子手③正全神贯注地撸起袖子，准备为最后一桩案子行刑，而我对此却毫不哀悯，连对伦理道德的沉思也没有。如果你告诉我明天就是世界末日，我可能只会淡淡地说：‘会吗？’我连给 i 点上点的意志力都没有，更别提梳理我的眉毛了。我的眼睛呆立在脑袋上，我的大脑神游去了荒野地拜访一个穷亲戚，而它也没说什么时候会回来。我的头骨像格拉布街道上待租的阁楼，里面空得只剩下一条联椅了。我的手顺着惯性写字，而不是我在写，就像掉了脑袋的鸡还能小跑几步一样。嗳，痛风、疝气和牙痛这些病痛倒是精力充沛，耳朵里像掉进了窃听者，视觉器官里闯入了飞蝇，活着是痛苦的，痛之愈深，活得愈真切！但此般百无聊赖，又与死何异？你得过顽劣不化的感冒吗？那种持续六七周之久的持续不断地打战，将你的希望、恐惧、良知乃至一切都置于焦急难耐之中的感冒？然而，我竭尽全力想治愈感冒。我试过红酒、烈酒、卷烟，我还吸食数量可观的鼻烟，但这些似乎让我的病情雪上加霜，一点好转都没有。我睡在潮湿的屋子里，但这都无济于事，我深夜才归家，

① 弗隆（furlong）是长度单位，尤用于赛马，相当于 201 米或 1/8 英里。——译者注
②约翰·瑟特尔（John Thurtell, 1794—1824）是一名业余拳击手，他残忍地杀害了赌徒威廉·微瑞（William Weare），这一残暴罪行引发了社会各界的广泛关注和报道，并出现在日后的小说中。——译者注
③ 原文为杰克·凯奇（"Jack Ketch"）此名是查尔斯二世统治时期伦敦的普通绞刑吏的名字，他曾给罗素勋爵（Lord Russell）和蒙默思郡（Monmouth）公爵行刑。——译者注

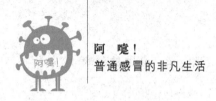

但找不到任何可见的方法！谁能让我脱离这死亡之躯？"

→ 注 释 ←

非甾体类抗炎药对感冒的药效的文献综述，请参见：S.Y. Kim, "Non-steroidal anti-inflammatory drugs for the common cold," *Cochrane Database of Syst Rev* 2009 (3): CD005362.

某些治感冒的止痛片引起不良反应的证据可参见：N. M. Graham et al., "Adverse effects of aspirin, acetaminophen, and ibuprofen on immune function, viral shedding, and clinical status in rhinovirus-infected volunteers," *J Infect Dis* 162: 1277–1282 (1990).

抗组胺药的文献综述发表于：A.I.M. De Sutter et al., "Antihistamines for the common cold," *Cochrane Database of Syst Rev* 2006 (4).

对于各种感冒疗法效果的文献综述请参见：Z. C. Boujaoude and M. R. Pratter, "Clinical approaches to acute cough," *Lung, Aug 22,* 2009.

不同文化背景的母亲治疗感冒的问卷调查发表于：L. M. Pachter et al., "Home-based therapies for the common cold among European American and ethnic minority families," *Arch Pediatr Adolesc Med* 152: 1083–1088 (1998).

布鲁斯·巴雷特做的人们对感冒疗法药效的期待的研究发表于：B. Barrett et al., "Sufficiently important difference for common cold: Severity reduction," *Ann Fam Med* 5(4): 216–223 (2007).

小杰克·格沃特尼对锌片的文献综述刊载于：T. J. Caruso, C. G. Prober, and J. M. Gwaltney, "Treatment of naturally acquired common colds with zinc," *Clin Infect Dis* 45(5): 569–574 (2007).

对于感冒福星的信息，请参见第七章的参考文献。2005 年的那项研究出现于：Gerald N. Predy, VintiGoel, Ray Lovlin, Allan Donner, Larry Stitt, Tapan K. Basu, "Efficacy of an extract of North American ginseng containing poly-furanosyl-pyranosyl-saccharides for preventing upper respiratory tract infections: a randomized controlled trial," *Can Med Assoc J* 173 (9): 1043–1048 (2005).

紫锥菊药效的文献综述发表于：L. K. Barrett et al., "Echinacea for preventing and treating the common cold (review)," *Coch Lib* 2006(1): 1–39; S. A. Shah et al., "Evaluation of echinacea for the prevention and treatment of the common cold: a meta-analysis," *Lancet* 7: 473–480 (2007)。特纳 2005 年的文献综述发表于：R. B. Turner et al., "An evaluation of *Echinacea angustifolia* in experimental rhinovirus infection," *New Eng J Med* 353(4): 341–348 (2005).

锻炼对感冒易感性、持续时长和严重程度的影响的相关信息可见于：T. Weidner, "Effect of exercise on upper respiratory tract infection in sedentary subjects," *Br J SportsMed* 37: 304–306 (2003).

最近对大蒜的文献综述发表于：E. Lissiman et al., "Garlic for the common cold," *Cochrane Database of Syst Rev* 2009, Issue 3. Art. No. CD006206.

关于人参的最新文献综述刊载于：J. K. Seidaet al., "North American (*Panax quinquefolius*) and Asian ginseng (*Panax ginseng*) preparations for prevention of the common cold in healthy adults: A systematic review," *Complementary and Altern Med*, published online July 10,2009: eCAM, doi:10.1093/ecam/nep068.

蜂蜜对咳嗽的效果的研究出自：I. M. Paul, "Effect of honey, dextromethorphan, and no treatment on nocturnal cough and sleep quality for coughing children and their parents," *Arch Pediatr Adolesc Med* 161(12): 1140–1146 (2007).

2007 年的热饮研究发表于：A. Sanu, "The effects of a hot drink on nasal airflow and symptoms of common cold and flu," *Rhinology* 46(4):271–275 (2008).

加湿空气效果的临床试验报告请参见：M. Singh, "Heated, humidified air for the common cold," *Cochrane Database Syst Rev* 2006 (3): CD001728.

鼻腔清洗的研究可见于：I. Šlapak, "Efficacy of isotonic nasal wash (seawater) in the treatment and prevention of rhinitis in children," *Arch Otolaryngol HeadNeck Surg* 134(1): 67–74 (2008).

生理盐水的研究请参见：J. E. Gern, "Inhibition of rhinovirus replication in vitro and in vivo by acid-buffered saline," *J Infec Dis* 195: 1137–1143 (2007).

益生菌的研究出自：M. De Vrese et al., "Probiotic bacteria reduced duration and severity but not the incidence of common cold episodes in a double blind, randomized, controlled trial," *Vaccine* 24(44-46): 6670–6674 (2006); K. Hatakka et al., "Effect of long term consumption of a probiotic milk on the infections in children attending day care centres: double-blind, randomized trial," *Brit Med J* 322: 1327–1329 (2001); P. Winkler, "Effect of a dietary supplement containing probiotic bacteria plus vitamins and minerals on common cold infections and cellular immune parameters," *Int J ClinPharmacol Ther* 43(7): 318–326 (2005).

生理盐水鼻喷剂的研究可见于：P. Adam et al., "A clinical trial of hypertonic saline nasal spray in subjects with the common cold or rhino sinusitis," *Arch Fam Med* 7: 39–43(1998).

蒸汽对感冒的作用的文献综述可见于：M. Singh, "Heated, humidified air for the common cold," *Cochrane Database of Syst Rev* 2006, Issue 3。Art. No.: CD001728.

在荷兰做的饮食对干扰素水平影响的研究出自：G. R. Van den Brink, "Feed a cold, starve a fever," *Clin Diagn Lab Immunol* 9(1): 182–183 (2002).

同理心对感冒的影响的研究出自：D. P. Rakel, "Practitioner empathy and the duration of the common cold," *Fam Med* 41(7): 494–501 (2009).

2009 年的维克斯达姆膏对儿童的影响的研究发表于：J. C. Abanses et al., "Vicks VapoRub induces mucin secretion, decreases ciliary beat frequency, and increases tracheal mucus transport in the ferret trachea," *Chest* 135(1): 143–148 (2009).

维生素 C 对感冒影响的研究发表于：H. Hemilä, "Vitamin C for preventing and treating the common cold," *Cochrane Database of Syst Rev* 18(3): CD000980 (2004); H. Hemilä, "Vitamin C

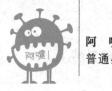
and common cold incidence. A review of studies with subjects under heavy physical stress," *Int J Sports Med* 17: 379–383 (1996).

维生素 D 与感冒的流行病学研究发表于：A. A. Ginde et al., "Association between serum 25-hydroxyvitamin D level and upper respiratory tract infection in the Third National Health and Nutrition Examination Survey," *Arch IntMed* 169(4): 384 (2009).

关于锌的文献综述出自：T. J. Caruso et al., "Treatment of naturally acquired common colds with zinc," *Clin Infect DisSep* 1;45(5): 569–574 (2007); R. B. Turner, "Ineffectiveness of intranasal zinc gluconate for prevention of experimental rhinovirus colds," *ClinInfec Dis* 33: 1865–1870 (2001); R. B. Turner and W. E. Cetnarowski, "Effect of treatment with zinc gluconate or zinc acetate on experimental and natural colds," *Clin Infec Dis* 31: 1202–1208 (2000)。乔治·伊比认为市面上的锌润喉片无效的原因是它们的组分中带正电荷的离子化锌的含量不足，请参见：G. A. Eby, "Zinc lozenges as cure for the common cold—A review and hypothesis," *Medical Hypotheses, Nov.* 9, 2009。

简·奥斯丁的信可在这里读到：www.jasna.org/persuasions/printed/number12/kaplan.htm#4 及 www.pemberley.com/janeinfo/brablet8.html#letter39.

托马斯·杰斐逊的引述来自蒙蒂塞洛市网站 www.monticello.org/highlights/waistcoat.html。显然，泡脚这一方法曾广为流传。路易斯和克拉克远征的医师本杰明·拉什将冷水泡脚列为他的"保持良好健康的准则"之一，详见：www.lewisandclarktrail.com/medical.htm。约翰·韦斯利（John Wesley）著，1747 年首次出版的一本关于治疗疾病的流行的书中，建议父母在婴儿 9 个月大之前每天清晨将其在冷水中泡一下，这样就能让他们免得感冒.

查尔斯·兰姆的信可在此读到：www.online-literature.com/lamb/best-letters/19/.

致　谢

　　这本书的写作灵感来自我的朋友和作家同仁马克·埃德蒙逊（Mark Edmundson）。这些年来，他得过好多次如狼似虎的感冒，他跟我提议说，世界人民需要一本关于感冒这个话题的小书，他甚至还给这本书取了个抢眼的名字。马克，我衷心感谢你，希望你的余生都不必再抽鼻涕了。

　　我还想向美国弗吉尼亚大学的科学家和研究员们致以最诚挚的谢意。他们为感冒研究事业倾注了大量心血，并慷慨、毫无保留地与我分享了他们的专业知识，他们是：小杰克·格沃特尼、比吉特·温特、罗恩·特纳和欧文·亨德利。没有他们，也就不会有这本书。我还想感谢安妮·特洛梅（Annie Tromey）和贝蒂·朗（Betty Lang），她们是弗吉尼亚大学感冒研究项目组的护士，感谢她们跟我讲述过往感冒研究的故事，还要感谢她们超强的工作能力、幽默感和好心态。

　　不少科学家花了大量的时间和精力来跟我阐释他们的研究。我非常感激美国亚利桑那州大学健康科学中心的托马斯·鲍尔、卡内基·梅隆大学的谢尔顿·科恩、英国布鲁内尔大学的尤利·吉德龙（Yori Gidron）、伦敦帝国理工学院的塞巴斯蒂安·约翰斯顿、哥伦比亚大学的伊莲·拉尔森、丹佛市儿童医院的哈利·罗特伯特、阿费莎生命科学公司和阿尔

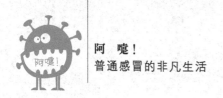

伯塔大学的单婕。我还要感谢那些通过电子邮件给我提供帮助的人：美国威斯康星大学的布鲁斯·巴雷特、詹姆斯·库克大学的伯恩哈德·鲍尼、西澳大学的罗莫拉·巴克斯、亨利·福特医院睡眠中心的克里斯托弗·德雷克、佛罗伦萨大学的乔瓦尼·丰塔纳（Giovanni Fontana）、美国亚利桑那大学的查尔斯·格伯和阿尔伯塔大学的苏尼塔·法拉。

我要特别感谢安吉拉·格林斯莱德和珍妮特·威尔逊 - 沃德，感谢你们陪我在伦敦度过的愉快时光，也感谢你们跟我分享你们在感冒研究所度过的"假期"。我是从安吉拉写的一篇关于感冒研究所的博客发现她的，她大方公开地回应了我的问题，让我尤为感动。我也要衷心地感谢我亲爱的朋友凯茜（她提出要保持匿名）跟我讲述的细菌恐惧症人眼中的世界。

此外，我也很感激阿费莎生命科学公司的沃伦·迈克尔斯（Warren Michaels）跟我交流了感冒福星的故事，还有美国公共广播公司的朱迪·布德里奥（Judy Budreau）。

极致美味的感冒疗养食谱则完全归功于：我的老朋友，广场书局的老板，同时也是密西西比州牛津市市长的理查德·豪沃思；《奢华餐桌》节目光芒四射的主持人，好几本畅销料理书作家林恩·罗塞托·卡斯帕；还有内布拉斯加州奥马哈市的芭芭拉和斯蒂芬·雷纳德（内布拉斯加州州立大学医学中心的肺内科主任）。

在我向书商征求适于病榻阅读的特别有趣的读物时，好些人都慷慨回复，将好建议倾囊相送。非常感谢丹佛市破烂封面书屋的瑞秋·阿莫斯、埃米利奥·艾斯奎伯和凯茜·伦格；波士顿波特广场书局的苏珊娜·梵赛霍和艾伦·贾勒特（Ellen Jarrett）；康涅狄格州麦迪逊市的 R. J.；莱莉亚书店的罗克珊·J.科迪；还有伊利诺伊州温内特卡市板栗法院书局的罗伯塔·鲁宾。

十分感激我无与伦比的经纪人梅拉妮·杰克逊（Melanie Jackson），感谢她把此书交到有天才般创造力的乔纳森·卡普（Jonathan Karp）手中。梅拉妮，感谢你多年来热情的支持，也感谢你为这本书找到完美的编辑；还要谢谢你，乔恩，谢谢你对本书的信心，还有你鼓舞人心的洞见，更要感谢你感冒期间仍坚定不移地坚守在岗位上。我还要感谢托尔夫出版社（Twelve）那些能力高强、激情四射的同仁们的协助，包括卡里·戈尔茨坦（Cary Goldstein）和科林·谢泼德（Colin Shepherd）。

我还要感谢百般帮助并支持我写这本书的朋友们，尤其是电影制片人保罗·瓦格纳（Paul Wagner），他为本书制作了精良的微视频；还有敏·尼尔森（Mim Nelson）和肯·厄尔（Kin Earle）阅读此书手稿，并给予我来自远方的精神鼓舞。

最后，千言万语也无法表达我对我的两个女儿内尔和佐伊的感谢，还有我丈夫卡尔。他们用各种各样的方法来培养我，让我的写作成为可能，是他们三个成就了如今的我。

参 考 文 献

Andrewes, Sir Christopher. *In Pursuit of the Common Cold*. London: William Heinemann Medical
Books, 1973.

Boone, S. A., and C. P. Gerba. "Significance of fomites in the spread of respiratory and enteric viral
disease," *App Envir Microbiology* 73(6):1687–1696 (2007).

Bright, K. R., et al. "Occurrence of bacteria and viruses on elementary classroom surfaces and the
potential role of classroom hygiene in the spread of infectious diseases," *Journal of School
Nursing* 26(1): 33–41 (2010).

Eccles, Ronald. "Mechanisms of symptoms of common cold and influenza," *Br J. Hosp Med* (Lond)
68(2): 71–75 (2007).

Gerba, Charles P. "Application of quantitative risk assessment for formulating hygiene policy in the
domestic setting," *Journal of Infection* 43, 92–98 (2001).

Gwaltney, J. M., Jr. "Life with rhinoviruses," in M. G. Ison et al. *Antiviral Research* 55: 228–278
(2002).

Gwaltney, J. M., Jr. "Clinical significance and pathogenesis of viral respiratory infection," *Am J
Med* 112(6A): 13S–18S (2002).

Hayden, F. G. "Introduction: Emerging importance of rhinovirus," *Am J Med* 112 (6A): 1S–3S
(2002).

Kirchberger, S., et al. "Modulation of the immune system by human rhinoviruses," *Int Arch Allergy
Immunol* 142:1–10 (2007).

Lovelock, James. *Homage to Gaia* . New York: Oxford University Press, 2000.

MacKay, Ian. "Human rhinoviruses: The cold wars resume," *J Clin Virology* 42:297–320 (2008).

Monto, Arnold. "Epidemiology of viral respiratory infection," *Am J Med* 112 (6A): 4S–12S (2002).

Rotbart, Harley. Germ Proof Your Kids. Washington, D.C.: ASM Press, 2008.

Russell, Edmund. *War and Nature: Fighting Humans and Insects with Chemicals from World War I
to Silent Spring* . New York: Cambridge University Press, 2001.

Tyrrell, David, and Michael Fielder. *Cold Wars: The Fight Against the Common Cold*. New York:

阿嚏!
普通感冒的非凡生活

Oxford University Press, 2002.

Vedder, E. B. "The present status of chlorine gas therapy," *Trans Am Climatolog ClinAssoc* 41: 203–216 (1925).

Worrall, Graham. *There's a Lot of It About: Acute Respiratory Infections in Primary Care*. Oxford: Radcliffe Publishing, 2006.

网 站

威尔士大学加的夫学院感冒研究中心: www.cf.ac.uk/biosi/subsites/cold/commoncold.html

弗吉尼亚大学: www.commoncold.org

译 后 记

　　刚拿到英文版《阿嚏！普通感冒的非凡生活》时，我很诧异：连感冒这样家常便饭的小病居然都能写两百多页！但译完此书我才发现，人类认识感冒、探寻感冒的预防与医治之路何等艰难，简直跟哥伦布发现新大陆一样曲折。而行走在这条路上的人，除了历代医学家之外，还有无国界家庭主妇与江湖郎中。要是一一细数古今的各路感冒方子，大家没准会感叹，原来天方夜谭也没那么离谱嘛。

　　我虽有公共健康的知识背景，但在翻译《阿嚏！》前，对感冒的认识也很有限，认为它无非是一种顽固的讨人厌的传染病。对我来说，感冒意味着发红脱皮的鼻翼、肿胀且一直伺机阖上的眼皮。七天的时间里，我得咽下不同品牌的药片胶囊，抽出一张又一张纸巾，喝下一杯又一杯开水，咀嚼一片又一片维 C 泡腾片。诚然，被感冒困扰的人远不止我一个，其流行程度从电视上广告的感冒药品种之多和频率之高就可见一斑。

　　译完全书后，我才发现，那些我们习以为常的应对感冒的小习惯，原来是传统、科学还有广告这三大力量较劲的结果。开水背后是奶奶的细心叮咛；感冒药片背后是一批批赴汤蹈火的感冒研究科学家与志愿者和一堆堆小山一般高的论文；而免疫力增强片背后则是广告商的一份份

营销策划。不过，耗费巨大人力、物力的科学成果对人们防治感冒行为的影响，却常常敌不过源远流长的传统与抗感冒产品夸大其词的广告宣传。

詹妮弗在《阿嚏！》里不仅追溯了感冒悠久的传统，浓缩了最新的科研成果，揭发了五花八门的广告陷阱，还穿插了许多颠覆我们对感冒认知的知识。我只得一边翻译，一边惊叹，并心甘情愿地把自己的旧知识扔进谣言粉碎机里绞碎。

我们是怎么得感冒的？是因为下雨不打伞，天冷不穿棉袄吗？

我们该怎么治感冒？是服用膳食补充剂，想方设法提高免疫力吗？

我们该怎么预防感冒？是出门前含一片维 C，或者干脆当"大门不出二门不迈"的隐士？

如果你的回答是肯定或是犹疑，那就说明《阿嚏！》这本书是为你量身定制的。因为詹妮弗在书中将还原感冒的真面目，带领你一步步认识感冒，帮助你挣脱传统与广告这两大力量的辖制。

如果你对感冒的来龙去脉已了如指掌，那么，你能在《阿嚏！》中找到感冒的慰藉。有幸躲过了各种人生病痛的你，也许常常为自己难逃感冒魔掌，频频中招而黯然神伤。你思忖着，要如何熬过那鼻涕眼泪横流、声音嘶哑、头晕眼花的漫漫长日？也许正如书中所说，只消一本《傲慢与偏见》，一碗妈妈精心熬制香味扑鼻的鸡汤，一个爸爸临睡前给你的拥抱就能让你感到，得感冒是值得的。

人类能征服感冒吗？或许就像书中提及的那幅漫画所暗示的，感冒研究员注定是个终身制的铁饭碗。或许在研究感冒的过程中，人们借助感冒病毒反而征服了其他疾病。不过，要是有一天我们的世界里没了感冒，也许大家就真忙得没时间喝鸡汤、读小说了。在那一天到来之前，咱还是先收收心，想想下次感冒时该怎么办吧？

我十分感谢贾明月的耐心指导与鼓励。还要感谢科学松鼠会主编游识猷的推荐，前言与第一章就出自她的译笔。感谢大家一起把《阿嚏！》带到了中文世界。

最后，还要把以下这首诗献给大家。日头照好人，也照歹人；降雨给义人，也给不义的人；感冒传染普罗大众，也传染贵族精英。不过，我们也要感谢感冒，逼得奥格登·纳什也写出这么真挚又诙谐的诗，作者詹妮弗在初稿里也提到，这首关于感冒的颂歌可是她的最爱。

感 冒

——奥格登·纳什

自尽去吧，你这个老医学博士！
别想取笑我。
带走你的帽子还有听诊器，
用洗衣粉将你那张嘴洗净；
我付钱为的是康复之欢，
不是为了你的登门拜访。
我叫你来也不是为了，
听你说我得的病是感冒。

额头嘟当作响、嘴唇浮肿不堪；
发烧的灼热和干燥把我紧紧捆绑；

阿 嚏！
普通感冒的非凡生活

我的双眼无神，肿胀发红，
啜泣声宛若四月悲凉的天空；
鼻塞糟透了，哼不得嗅不得；
手帕换不停，一片接着一片；
你袖子一挥，说这感冒不值一提，
可它却是史上最令人发指的一例！

你这个科学化石，听着！
这才是真正的感冒霸主；
它是研究人员梦寐以求的感冒，
是完美的感冒，是至尊感冒。
连荣誉制度也恭敬地称其，
足以令所有其他感冒相形见绌；
至尊感冒要剿杀民主制度；
它要当链球菌中的希特勒。

在我的口鼻间游走的杆菌群；
除了那些奥林匹克实验室里，
睿智的老科学家培育的以外；
从未被其他凡人见识过；
那些杆菌像老鼠一样大，
足像火焰，头像冰块，
它们不眠不休，
跺着脚跳着壮硕的伦巴舞。

一次感冒，该死，实在该死！

啊，没错。击倒林肯的是布斯[①]；

唐璜是个崭露头角的英雄，

莎士比亚的戏剧天赋尽显；

北极的冬天有多严寒，

你的诊断就有多愚蠢[②]。

啊，那些小看至尊感冒的人，

看历史要将你如何挖苦嘲讽。

徐依含

2013 年 7 月

关于作者

虽然詹妮弗·阿克曼（Jennifer Ackerman）从事健康与科学的写作已有20多年，她仍然平均一年得2～4次感冒。在她最近写的《性、睡眠、饮食、梦：你的身体度过的一天》（*Sex Sleep Eat Drink Dream: A Day in the Life of Your Body*）一书中，她探讨了一天24小时中身体内发生的事。该书入选《纽约时报》的"编辑之选"，并得到了美国国立艺术基金会（National Endowment for the Arts）对非虚构类书籍的支持。这本书已经被翻译成10种语言出版。阿克曼还写了《命运之家里的玄机：遗传学的自然历史》（*Chance in the House of Fate: A Natural History of Heredity*），该书被《纽约时报》评为"新生代受瞩目"的平装书，并入选《图书馆期刊》（*Library Journal*）年度最佳书籍。她的这本书受瑞德克利夫学院彩旗研究所（Bunting Institute of Radcliffe College）和艾尔弗雷德·P. 斯隆基金会（Alfred P. Sloan Foundation）的资助。此外，阿克曼还与米里亚姆·尼尔森（Miriam Nelson）合著了《妇女强健之健康指南》（*The Strong Women's Guide to Total Health, Rodale*，2010）。

阿克曼的随笔和科学文章刊载于《纽约时报》、《美国国家地理》、《更多》（*More*）、《健康》、《极致健康》（*Real Simple*）、《女性健康》和许多其他出版物。她涉猎甚广，话题从午睡、食品安全再到读写障碍的本质。她的作品已被多部精选集收录，其中包括《美国最佳科学写作》（*Best American Science Writing*, 2005）。

目前，阿克曼是塔夫茨大学（Tufts University）蒂施学院公民和公共服务部（Tisch College of Citizenship and Public Service）的高级研究员。她曾在美国哈佛大学、麻省理工学院、弗吉尼亚大学医学中心、美国大学妇女协会及其他诸多团体和组织演讲授课。她出生于1959年，曾就读于耶鲁大学，在1980年以优异成绩取得了英国文学的学士学位。她嫁给了小说家卡尔·阿克曼（Karl Ackerman），并育有两女。